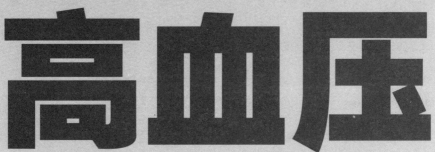

图解健康系列

GAOXUEYA KANZHEBEN JIUGOULE

高血压

看这本就够了

北京协和医院 陈罡 编著

化学工业出版社

·北京·

图书在版编目（CIP）数据

高血压看这本就够了/陈罡编著．—北京：化学工
业出版社，2012.7（2024.2重印）
（图解健康系列）
ISBN 978-7-122-14480-5

Ⅰ.高…　Ⅱ.陈…　Ⅲ.高血压－防治－图解
Ⅳ.R544.1-64

中国版本图书馆CIP数据核字（2012）第124225号

责任编辑：赵玉欣　　　　　　　　插图绘制：胡仙雯　胡仙霏　薛　征
责任校对：宋　玮　　　　　　　　装帧设计：尹琳琳

出版发行：化学工业出版社（北京市东城区青年湖南街13号　邮政编码100011）
印　　装：大厂聚鑫印刷有限责任公司
710mm×1000mm　1/16　印张11　字数133千字　2024年2月北京第1版第14次印刷

购书咨询：010-64518888　　　　　　售后服务：010-64518899
网　　址：http://www.cip.com.cn
凡购买本书，如有缺损质量问题，本社销售中心负责调换。

定　　价：24.80元　　　　　　　　　　　　　　　版权所有　违者必究

前言

　　我是一个凡事喜欢尝鲜，喜欢过把瘾的人。2010年初，我出版了自己的第一部医学科普书《糖尿病看这本就够了》，写书的过程很辛苦，阅读很多书籍，查阅很多文献，想方设法把生涩难懂的医学术语转化成一般读者能够一目了然的平白话语，一本书写了近一年。书毕，人也瘦了一圈。我在惊叹写书减肥功效的同时，也不禁暗自感慨：写书这个瘾可真不好过，想必今后我也不会再尝试了吧。

　　不想，《糖尿病看这本就够了》一书面世后，成了热销的医学科普书，2年时间印刷了8次，长期在京东、当当等网络书城同类图书的销售中名列前茅，受到网友的热烈欢迎。

　　作为一名医生，最开心的事情莫过于救治病患后看到他们脸上露出的微笑。作为一名作者，最开心的事情莫过于看到读者们阅读书籍后能有所收获。于是，写书的瘾又上来了，尽管写书的过程依旧难熬，但若是我的文字能够帮助到更多的患者朋友，也足以慰藉我的付出。2011年，我又出版了第二部医学科普书《痛风看这本就够了》，再次受到读者好评。

　　2011年9月，出版社问我是否再写一本关于高血压的书籍，与此前的书籍构成一个系列。我想：为什么不呢？高血压，作为世界范围内发病率最高的心血管疾病，同样危害着我国民众的健康，目前我国的高血压患者已逾2亿，而较低的知晓率、治疗率和控制率始终是难解的医疗症结。知己知彼，百战不殆，如果患者不对自己所面对的疾病多几分了解，又怎么谈得上治疗呢？对于高血压这样的疾病而言，医学科普宣传，恰恰是战胜疾病的第一步。

　　于是，便有了这本书。这本书避开拗口的医学术语，不讲复杂的治疗方法，更不会讲些晦涩的理论。我只是通过这本书和高血压朋友聊聊天，力求用通俗易懂的风格来述说深奥难懂的医学。说白了，这本书就是高血压朋友到医院看病时，医生想告诉你却又没时间说清楚的那些话。

如果我的书能帮到哪怕一小部分高血压朋友，也算是一件意义深远的事情，我会因此不胜荣幸！

陈罡

于北京协和医院

2012年6月

目录

目录

目 录

目录

第三章　高血压朋友的饮食生活

目录

第四章 高血压朋友的日常保健

第五章 药物降压，该出手时就出手

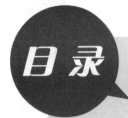

开篇

关爱自己，就是一剂良药

· 最好的医生是您自己

最好的医生是您自己

没有什么人能一辈子不得病。生病本身并不是一件可怕的事情，但生病之后不懂得采取正确的态度去面对疾病，倒是一件可怕的事情。面对疾病时，视若不见、紧张慌乱、盲目乐观都不是正确的态度。这时候，正确的做法是：坦然面对，接受得病的事实；知己知彼，对疾病这个"敌人"做点基本的了解；放松心情，找一个医生做您的"战友"；共同努力，在与疾病的"战争"中取得胜利！

高血压就是这么一种令人感到苦恼的疾病。当它缠上您后，您一时半会还真不容易把它甩掉。笔者在门诊和病房里经常遇到高血压患者朋友，他们满脑子都是问号：高血压究竟是怎么回事？我怎么会得高血压呢？高血压有什么危害呢？高血压该怎么治才能治好呢？等等。这一个个的疑问，我都将一一为读者朋友们做出解答。

了解疾病是为了更好地治疗疾病。这句话对医生和患者朋友都是至理名言。而对于患上高血压的朋友而言，更是如此。高血压这种疾病，需要打"持久战"，而您的医生"战友"不可能每时每刻陪在您身边，因此，要想把这场"战争"打得漂亮，您自己的投入至关重要。

"人生得一知己足矣"，然而没有哪一位"知己"能每天24小时陪着您，从这一角度出发，您就是您自己最好的"知己"。不用怀疑，面对高血压，最好的医生就是您自己！

主动参与，是治疗成功的关键

对大多数疾病的治疗，医生占主导地位，都要由医生做出诊断，然后打针、吃药。高血压则有所不同，医生的诊断和治疗建议固然功不可没，但光靠医生可不能实现"妙手回春"。要想治疗高血压，您自己的主动参与必不可少。

　　高血压是一种典型的"生活习惯病"。顾名思义，它是由于患者的不良生活方式造成的。"解铃还须系铃人"，如果在治疗过程中，患者自己不改变不良的生活习惯，任何"灵丹妙药"都是无济于事的。

　　要改变不良的生活方式，医生能够做的只是提出建议。是否接受这些建议，并付诸行动，完全取决于患者自己的意志。以前的不良生活方式，或许在别人眼中是贪食、慵懒的典型，自己看来却是在享受生活的"安逸"。殊不知，正是这"安逸"招来了高血压！怎么办呢？能改变您自己的只有自己！自己不行动起来，再好的治疗也是空谈。劝君莫图一时之快，拿自己的健康当赌注，耽误了一辈子的幸福。主动参与高血压的治疗，才是真正治疗的开始，也是成功治疗的关键。

高血压治疗的获益来自于降低血压本身

　　"根据我们目前的知识，高血压治疗是困难的……事实上，我们对它一无所知……血压升高可能是重要的代偿机制，即使可以控制，也不应对之采取任何干预措施。"这是1937年美国心脏病学家保罗·怀特先生的无奈感慨。在那个时代，人们对高血压的危害尚未充分认识，医生对高血压患者也常常爱莫能助。

　　现在我们应该感到幸运，随着医学科学的发展，我们对高血压的认识逐步加深，虽然我们仍不能彻底"根除"高血压，但是不再像过去那样，面对高血压时无计可施。现在，我们对高血压的治疗有了很统一的认识：高血压治疗的获益来自于降低血压本身，降压达标是高血压患者减少心脑血管疾病和肾脏疾病发生、发展机会的关键。

　　其实，高血压的治疗说来很简单：使异常升高的血压降下来，然后再保持这个状态。

关爱自己，就是一剂良药　开篇

高血压，不再是雾里看花！　第一章

高血压朋友的就医路线图　第二章

高血压朋友的饮食生活　第三章

高血压朋友的日常保健　第四章

药物降压，该出手时就出手　第五章

但在我国，目前高血压的诊治还存在这样令人担忧的现状："三高"——高发病率、高致残率、高病死率；"三低"——低知晓率、低治疗率、低控制率；"三不"——不愿意服药、不难受不服药、不按医嘱服药。可以说，我国高血压的防治任务仍是任重而道远。

高血压治疗中要注意定期随诊

虽然我们一直强调患者朋友们要积极参与到高血压的治疗中，但这不意味着高血压患者朋友要背负起疾病治疗的全部重担。面对疾病时，让医生和您同行是一个明智的选择。"我的病情是否严重？我在生活中需要改变哪些习惯？我需要选择什么药物？"诸如此类的问题，一旦心生疑问，就交给医生来帮您揭示吧。

随着治疗的开展，患者朋友们最关心的莫过于"我的病治到什么程度了？"这时候，您还得让医生来帮您做一个定期的随诊吧。

高血压病，不仅是血压升高，它还可能导致心脑血管疾病、肾脏疾病、眼部疾病等。因此，高血压的治疗涉及多个学科，患者朋友们在随诊的过程中可能会在不同专科的门诊来回"奔波"。而"闻道有先后，术业有专攻"，医生也有不同的专科，同一专科的医生也有年资和经验的差别，每个患者都希望能为自己的疾病找到最权威的解答，若能如此固然很理想。但遗憾的是，我国目前的医疗资源十分有限，这种理想的状态很难实现。我的建议是：像高血压这种常见病、多发病，任何一个医生都能够或多或少地帮到您，高血压患者朋友不妨先在社区医院的门诊就诊，如果遇到太复杂或过于专科的问题，再到大医院就诊也不失为良策。

被诊断高血压后要马上行动起来

前面我们提及，面对疾病时，视若不见、紧张慌乱、盲目乐观都不是正确的态度。由于高血压这种疾病不痛不痒，许多患者"等闲视之"，错误地以为高血压能和自己"和平共处"，于是迟迟不开始治疗。这就大错特错了，正中高血压这个"狡猾敌人"的下怀了。

在《扁鹊见蔡桓公》中，扁鹊说过："疾在腠理，汤熨之所及也；在肌肤，针石之所及也；在肠胃，火齐之所及也；在骨髓，司命之所属，无奈何也。"高血压的治疗也是如此，治疗越早，病情就越容易控制，随着病情的发展、并发症的发生，治疗起来会越发棘手。就像小火苗时，一瓢水就能把它浇灭，而当它形成了熊熊烈火，倾盆大雨有时也奈何不了它。因此，我们希望每个高血压患者朋友都能在获知自己病情的第一时间，着手开始治疗。

对高血压要有起码的认识

《孙子兵法》云："知己知彼，百战不殆。"当您向高血压宣战时，如果对面前的这个敌人没有些许的了解，自然不会有取胜的底气。医学是一门博大精深的科学，就普通高血压患者而言，要想在短时间内完全取代医生的角色也绝不可能。在疾病的治疗过程中，患者朋友只有对高血压有了起码的认识后，才能更好地配合医生，获得更满意的治疗效果。

其实，这个过程说难也不难。在高血压的治疗中，经过定期复查和随诊，您会接触到多种检查和化验报告，听医生介绍多种治疗方法，如果您有什么不明白的，可以向医生询问，大部分医生会用通俗易懂的方式向您详细地做出解释。日积月累，您对高血压的知识也会

关爱自己，就是一剂良药　开篇

高血压，不再是雾里看花！　第一章

高血压朋友的就医路线图　第二章

高血压朋友的饮食生活　第三章

高血压朋友的日常保健　第四章

药物降压，该出手时就出手　第五章

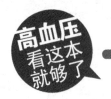
逐渐丰富，久而久之，您会发现：原来我也快成半个"专家"了。

让读者朋友们对高血压有个起码的认识，也正是我写作本书的初衷。在这本书中，我尽可能用通俗易懂的方式向读者朋友们介绍高血压。希望您通过本书的阅读，解开自己心中的困惑，赋予自己战胜疾病的信心。

认真履行医生的建议

无论看门诊，还是住院治疗，医生们都会根据您的病情，为您制定合理的治疗策略；当发现您有不好的生活习惯时，也会对您提出善意的忠告。对于医生们的建议，不要一笑而过，也切莫当成耳边风。这些建议，都是医生们经验的总结，也是综合了您的各项检查结果，充分评估疾病状态之后，认真分析的结果。认真履行医生们的建议，您定会获益良多。

每次随诊时，医生们的建议都是对您病情的一次小结。当您确实按照医生说的去做了，下次随诊时，医生会再一次根据您的病情变化进一步改良治疗方案，让您的治疗充满个性化色彩，也保持了治疗的连贯性。

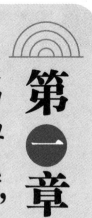

第一章

高血压，不再是雾里看花！

- 初窥高血压从了解血压开始
- 高血压的罪魁祸首——不良生活习惯
- 继发性高血压那点事儿——找出"幕后黑手"
- 高血压，不只是血压高！
- 您能"感觉"血压升高时，病情可能已经恶化了

初窥高血压从了解血压开始

许多人把高血压称为"现代生活病",认为高血压的源头在于现代人不健康的生活方式。这种说法有一定道理,但乍一听起来好像只有现代人才会得高血压,实则不尽然。

我们可以从一些史料的只言片语中得知,古代人同样受到高血压的迫害!如史料记载:华佗路过一集镇,打尖儿时见一群人吃酒。居中者是一红光满面的壮汉,众人恭维之,其人洋洋得意。华佗暗中对人言:"此人阳亢,不久人世矣。"翌日壮汉果死。且不说该壮汉真正的死因是高血压还是酒精中毒,后世的中医学始终把"阳亢"作为原发性高血压的一个病理学基础。我们虽不能把握古代人高血压的发病情况,但从史书上、电视电影中不乏看到古人罹患脑卒中的情形,而高血压正是脑卒中的高危因素之一。由此看来,古代社会绝非高血压的一片"净土",古代人只是"不识庐山真面目"罢了。

言归正传,血压的发现距今仅有200多年的历史,世界上第一个测定血压的人是18世纪的英国人哈尔斯。1773年,哈尔斯将家中饲养的马作为测血压的对象,他切开马腿的大动脉后将一根铜管插入切口,而铜管的另一端与一根垂直放置的9英尺(2.74米)长的玻璃管相连,观察到马腿动脉的血沿着玻璃管上升,浮动在83英寸(2.11米)左右的高度,由此测得了马的动脉血压。这个版本的故事至此就戛然而止,没有人知道这匹为医学做出巨大贡献的马究竟后事

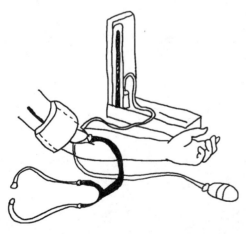

如何，但我相信，但凡正常的人类，都很难接受这种不安全也不方便的血压测试方法。

我们现在使用的水银式血压计源于19世纪80年代意大利人里瓦罗克西的发明。里瓦罗克西制作的血压计由袖带、压力表和皮球三部分组成，操作起来很方便，和我们现在测血压的方式类似：将袖带缠在上臂，捏皮球加压，然后观察压力表上跳动的高度，以此估测血压的数值。但遗憾的是，用这种仪器测定的血压数值不太精确，并且它只能测定收缩压。

历史的车轮带动着医学向前迈进。我们现在的测压方法源于20世纪初俄国学者尼古拉科洛特科夫的改进，他在测定血压时不满足于直接观察压力表上跳动的水银柱，而是在袖带内侧的肱动脉搏动处放上听诊器，在测量过程中，缓慢松开皮球放气，从听诊器中听到第一个声音时，压力表上水银柱的高度就是收缩压，随着皮球的继续放气，水银柱也随之下降，当肱动脉搏动的声音突然变弱时，对应的水银柱高度就是舒张压。时间是检验真理的试金石，一百多年过去了，血压作为最重要的生命体征之一被医生们挂在嘴边，水银柱式血压计作为最常用的血压计被广泛应用于临床，尼古拉科洛特科夫的测量方法也成为经典。

 ## 健康人的血压能够合理地调控

什么叫血压？

血压涉及复杂的人体结构，我们没法去直接观察，因此在很多人的眼中，演变成了一种相对神秘的东西。其实，理解血压并没有那么复杂，我们平时习以为常的"水压"，其实就和血压很像。在没有其他外力的情况下，水管里的水受到重力的作用，只能静静地躺在那里，一动都不动。日常生活中，自来水之所以能够进入高层住

开篇 关爱自己，就是一剂良药

第一章 高血压，不再是雾里看花！

第二章 高血压朋友的就医路线图

第三章 高血压朋友的饮食生活

第四章 高血压朋友的日常保健

第五章 药物降压，该出手时就出手

宅里的千家万户，就是因为有一个压力在迫使它流动，这个压力就是水压。这个压力的来源就是水泵，它把水送到了高层建筑顶端的水塔里，您家里的自来水管道和水塔相连，这样，当你打开自来水龙头时，水塔里的水就通过重力作用流出来了。

弄懂了水压，对血压的理解就变得简单了。我们遍布全身的血管就像高楼里的一根根自来水管，而我们"咚咚"跳的心脏就像水泵，是产生血压的根源。心脏由4个心腔组成：左心房、左心室、右心房和右心室。左右心房和左右心室之间均由间隔隔开，左右两侧互不相通。心脏这个"水泵"源源不断地从静脉系统中收集回流的血液，然后泵入动脉系统中去。当心脏收缩时，左心室将血液射入大动脉，继而输送到全身，流入血管的血液使血管充盈扩张，对血管壁产生较高的压力，我们管这时候的压力叫做"收缩压"。当心脏舒张时，输出的血液返回右心房，动脉血管里的压力也随之下降，充盈扩张的动脉血管弹性回缩，驱使血管里的血液不间断地"灌溉"着毛细血管床，为组织提供营养和氧气。心脏舒张时，血液对血管壁产生的压力就大大下降了，我们把此时的压力叫做"舒张压"。收

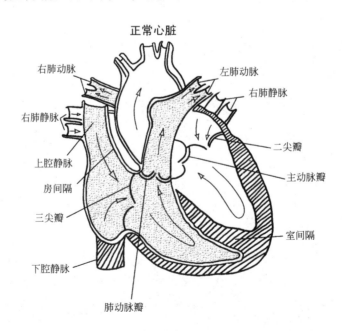

正常心脏

右肺动脉　左肺动脉
右肺静脉
右肺静脉
上腔静脉　二尖瓣
房间隔　主动脉瓣
三尖瓣
室间隔
下腔静脉

肺动脉瓣

缩压也就是老百姓常常提到的"高压"，而舒张压则是"低压"。它们之间的差值称为"脉压"，反映了动脉血压的波动程度，正常的脉压多在30 ～ 40毫米汞柱，随着年龄的增大，动脉的弹性回缩逐步变差，没有足够的"力量"来维持舒张压水平，因此有不少老年人会发现自己的脉压比正常值大。

由于主动脉的血压无法方便地获得，通常我们所说的血压都是指大动脉的血压，最常测量的部位就是肱动脉。由于大动脉（如肱动脉、颈动脉、股动脉等）均是主动脉比较直接的分支，在这些部位测得的血压大致接近主动脉的血压水平。血压的测量单位一般采用毫米汞柱（mmHg）来表示，我们用水银柱式血压计进行测量时，就可以直观地体会到，120毫米汞柱的血压指的就是能将水银柱推高至120毫米的压力。在数年以前，按照国家的计量法，血压的计量单位一度要求统一使用国际单位制——千帕（kPa），它和毫米汞柱的换算方法是1毫米汞柱=0.133千帕，比如130/75毫米汞柱，换算后大致就是17.3/10千帕。由于毫米汞柱的单位直观易得，早已深入人心，时至今日，无论在临床上，还是在普通老百姓的嘴边，大家还是习惯把毫米汞柱作为血压的计量单位。

✦ 你知道吗：心脏——小个子的"大力士"

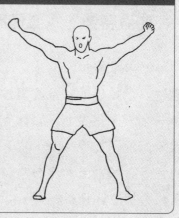

心脏是循环系统中的动力，也是血压产生的源头。每个人的心脏相当于自己的拳头大小，外形像个桃子。心脏的作用是推动血液流动，向器官、组织提供充足的血流量，以供应氧和各种营养物质，并带走代谢的终产物（如二氧化碳、尿素和尿酸等），使细胞维持正常的代谢和功能。

成年人的心脏质量为200 ～ 300克，

关爱自己，就是一剂良药 开篇

高血压，不再是雾里看花！ 第一章

高血压朋友的就医路线图 第二章

高血压朋友的饮食生活 第三章

高血压朋友的日常保健 第四章

药物降压，该出手时就出手 第五章

每收缩一次所射出的血量大约是70～100毫升。按照成人安静状态下每分钟心跳次数70次计算，每分钟由心脏输送的血液量为4.9～7升，那么一天下来，心脏输送的血液质量可达7～10吨，这可是一头非洲象的质量啊！可千万别小看这个小个子的脏器，它可是一个名副其实的"大力士"呢！在我们生命中的每时每刻，这位"大力士"都在勤勤恳恳为我们服务呢！

正常血压是如何维持的？

许多高血压朋友在就医的时候，常常会问这样一个问题："我的血压为什么会升高？"说实在话，在现今医学的发展阶段，还没有哪一位医学家能确切地告诉您血压升高的具体原因。为了"掩盖"自己的"无知"，我们用"原发性高血压"来指代90％～95％的高血压患者。剩下5％～10％左右的高血压，我们发现它们是由其他疾病引起的，相应地把它们称为"继发性高血压"。

尽管我们尚不能有丁有卯地为每一位高血压患者朋友找出高血压的原因，但在生理学方面，对于正常血压是如何维持稳定的，医学界的研究正在不断地深入。在此，我们不妨简单地了解一下吧。

血液容量影响血压高低

如果水管里没有水，压根儿就不可能产生水压。同样，在循环系统，尤其是动脉系统里的血液容量，直接关系着血压的高低。如果一个人大量失血导致休克，血管处于瘪塌的状态，血压自然也就跟着降低。如果一个人摄入过多的食盐，或者肾脏出问题，不能及时把多余的盐分和水分从体内排出，血管里充盈着过多的液体，血压也会相应地升高。

每搏输出量主要影响收缩压

我们都知道，心脏在不断的跳动中把血液射向动脉，进而"灌溉"全身的大小血管。医学上把心脏每跳动一次所射出的血量，称为"每搏输出量"。而心脏每分钟射向动脉的血量总和，称为"心输出量"。心脏舒张时返回心脏的血液量越多，心脏收缩的劲越足，心脏跳动的次数越多，心输出量也就越大。不难想象，每次心脏收缩时，射出的血量越多，对动脉血管壁的压力也就越大，收缩压也就随之升高，而心脏舒张时，存储在动脉血管里的血液并没有明显增多，因而每搏输出量对舒张压的影响不大。

心跳快慢主要影响舒张压

心跳的快慢用"心率"表示。心跳次数的增加，使得心脏舒张"放松"的时间减少，这样，每次心脏处于舒张期时，仍有过多的血液残存在血管中，从而导致血管的舒张压升高。我们在运动时，心输出量增加。对于经常锻炼的人或者运动员而言，提高心输出量的方式主要是增加心脏的每搏输出量；对于平时不怎么运动的人而言，提高心输出量的方式主要是增加心率。可以想象，如果给这两组人群测量运动时的血压的话，我们可能会发现运动员的收缩压变化大于普通人；普通人舒张压变化大于运动员。

大动脉的血管弹力主要影响收缩压

大动脉的血管壁主要由弹性纤维和结缔组织组成的，具有一定的弹力。心脏收缩的瞬间，大量血液涌入大动脉，动脉血管就会被"撑"大。动脉血管的弹性越差，血管容积能被"撑"大的程度越有限，这样，同样体积的血液只能被迫"挤"在更小的空间里了，对

关爱自己，就是一剂良药 开篇

高血压，不再是雾里看花！ 第一章

高血压朋友的就医路线图 第二章

高血压朋友的饮食生活 第三章

高血压朋友的日常保健 第四章

药物降压，该出手时就出手 第五章

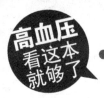
血管壁造成的压力也就越大，收缩压就随之升高。而心脏舒张时，由于弹性差的主动脉没有足够的回缩力来维持舒张压，舒张压也就下降。随着年龄的增长，主动脉开始硬化，从而导致动脉收缩压的升高和脉压的增加。这也解释了为什么老年人的高血压多是单纯的收缩期高血压。目前国内外大多把脉压 > 63毫米汞柱作为动脉粥样硬化形成的危险界限。

 ## 外周血管阻力主要影响舒张压

心脏舒张时，充盈在大动脉里的血液由于大动脉的弹性回缩力继续向中小动脉流动，继而"灌溉"全身的毛细血管床。在这个过程中，如果外周血管，尤其是中小动脉的阻力增加，就会导致大动脉流向中小动脉的血流量减少或者速度变慢，这样，在心脏舒张期里残留在大动脉里的血液量增加，使舒张压升高。外周血管的阻力大小主要和血管的管径大小相关，当人情绪紧张时，小动脉壁的平滑肌收缩增强，管径减小，引起阻力增高，舒张压就会增加。

 ## 血压的波动由神经–体液总指挥

在日常生活中，血压的波动远不止我们上面分析的那么简单。血容量、每搏输出量、心率、大动脉弹性和外周血管阻力等诸多因素不是单一起作用，而是彼此关联、相互影响的。为它们做统一部署的就是我们身体里复杂的神经–体液调节机制。在生理状态下，血压始终稳定在一定范围内，满足各种脏器在不同功能状况下的血液供应，神经–体液调节功不可没。

健康人的血压是保持基本恒定的，但并非一成不变。在生活中，我们或多或少都有这样的体会：情绪激动、精神紧张、运动等因素都会使血压升高。不知大家有没有这样的经历？体检时，如果医生测量您的血压偏高，会让您到室外放松10～15分钟后再重复测量一下。其缘由就是为了消除紧张情绪的影响。

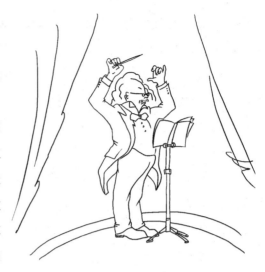

曾有人做过这样的试验：让一组青少年玩刺激性的电子游戏，随着游戏的进行，他们的血压都比安静状态时升高，游戏结束后，体型正常的青少年肾脏排钠的速度加快，血压很快回复到平时的状态；而体型肥胖的青少年肾脏排钠的速度较慢，血压恢复得也偏慢。这个试验告诉我们：判断一个人血压正常，并不是说他的血压一直处于正常水平，而是说血压的升高没有成为一种常态，没有对脏器产生损害。任何人的血压在一定刺激下都会升高，但得益于人体神经-体液的调节，血压总是趋向于正常，在刺激因素解除后，血压会很快恢复到平时状态。

但是，对高血压的患者而言，血压在很长一段时间高于正常值范围。这说明，身体对血压的调控能力发生了变化。虽然，我们还不能完全了解这些变化的发生机制，还只能很笼统地把这一部分高血压称为"原发性高血压"，但有些导致高血压发生的危险因素已经是板上钉钉的事实了。

高血压的罪魁祸首——不良生活习惯

和糖尿病、痛风一样，高血压是一种代谢性疾病。关于这一类疾病，上大学时教授告诉我的一句话至今依旧记忆犹新："代谢性疾

开篇 关爱自己，就是一剂良药

第一章 高血压，不再是雾里看花！

第二章 高血压朋友的就医路线图

第三章 高血压朋友的饮食生活

第四章 高血压朋友的日常保健

第五章 药物降压，该出手时就出手

病的发病机制就是遗传因素将子弹上膛，环境因素扣动扳机。"原发性高血压也是如此，虽然我们没有找到确切的致病因素，但我们发现许多因素与原发性高血压的发生有关，统称为高血压的危险因素，这些危险因素不外乎两种：遗传因素和环境因素。目前一般认为，在原发性高血压的发病因素权重中，遗传因素大约占40%，环境因素大约占60%。

如果有高血压的家族史，自己平时又不注意保持良好的生活习惯，在贪食、肥胖、运动不足、工作压力等诱因下，很可能导致高血压的发生。这便是我们常听说的原发性高血压。我国有九成以上的患者属于原发性高血压。这类由不良生活习惯引发的疾病，像高血压、糖尿病、痛风、脂代谢异常等，许多人又把它们称为"生活习惯病"。

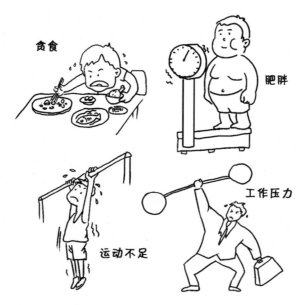

近些年，随着物质生活的改善，生活节奏的加快，都市压力的增大，人们越来越不注意培养良好的生活习惯，昔日的"富贵病"也发生在寻常百姓。高血压并非只是老年人的"专利"，年纪轻轻的原发性高血压患者也时有出现。

您的父母有高血压吗？

遗传因素在高血压发病中的作用已是公认的事实。因此，当您在医院被检查出高血压时，医生常常会问您一句："您的父母有高血压吗？"根据国外的研究数据，如果父母双方的血压均正常，子女高血压的发病概率在3%左右；如果父母有一方患有高血压，子女高血压的发病概率大约在30%；如果很不幸，父母双方均有高血压，那么子女患上高血压的可能性高达45%。在父母双方均是高血压的家庭中，同样的生活环境下，亲生子女的高血压发病率远高于领养的孩子。多数学者认为高血压的遗传方式是多基因遗传，在这些基因的作用下，部分人群的血管对于血管收缩物质天生敏感，肾脏对于钠盐的重吸收调控能力天生减弱。这些遗传基因的异常影响了高血压的发病。

各位读者朋友，当您看到上面列出的一个个数据，而又沮丧地发现自己的父母都是高血压患者的时候，也大可不必满面愁容。说到底，比例只是个数字而已，只是说明了遗传基因对于高血压的影响而已。即使父母都是高血压患者，从现在起安排合理的饮食，养成规律的日常生活习惯，防止高血压的发生还是大有希望的。毕竟，环境因素还占了高血压发病权重的60%呢！

人到老年，身不由己？

老百姓常常会说："年纪大了，血管变硬了，血压也跟着上去了。"这里的血管变硬指的就是动脉粥样硬化。随着年龄的增长，动脉粥样硬化形成，导致动脉收缩压的升高和脉压的增大。高血压的确是老年人的常见疾病，对于年纪大于50岁的中老年朋友，在家里备个血压计，有事没事多测一下，不失为一项保健措施。

即便是高血压遗传倾向性十分明显的人，刚生下来就患上高血

关爱自己，就是一剂良药 开篇

高血压，不再是雾里看花！ 第一章

高血压朋友的就医路线图 第二章

高血压朋友的饮食生活 第三章

高血压朋友的日常保健 第四章

药物降压，该出手时就出手 第五章

压的概率也微乎其微。但谁也无法阻挡岁月的增长，有明显高血压遗传倾向的人平时更应该留意自己的血压、注意自己的生活习惯，因为不利的环境因素和生活习惯会让高血压来得更早、更猛烈。比如，一个双亲都患有高血压的小孩，从小口味重，吃盐多，爱吃油炸的快餐食品，成年后体型胖，不喜欢运动，成天在办公室里坐着工作，加上长期精神紧张，情绪容易受到外界因素影响，动不动就郁闷……那么，他可能会在很年轻的时候就患上高血压。相反，如果他口味清淡，平时不吃或少吃垃圾食品，注意体育锻炼和情绪的调节，控制体重……那么，他可能到了老年时血压仍然保持良好，或者高血压病情较轻。

事情往往到了发生之后才会引起人们的注意，对一个有危险因素但血压正常的人讲这些很可能是白费口舌，就像"曲突徙薪"这个成语故事那样，一个造访的客人看到主人的烟囱是直的，旁边还有柴火，于是建议主人把烟囱弄弯，把柴火移走，以避免火灾。但主人不以为然。后来真的发生火灾了，邻居帮忙救火，事后主人宴请帮忙救火的人，却忽略了原来提醒他注意防火的人。真正的智者往往防患于未然，但其实并不是每个人都能看到潜在的隐患。

我相信看完本书的读者都能防患于未然，即使自己存在高血压的遗传因素，也能通过改变不良生活习惯，让高血压离自己更远一些。

食盐，高血压的催化剂

确凿无疑，高盐饮食和高血压的发病密切相关。譬如，住在新几内亚、我国贵州等山区居民，以及蜗居于岛屿、不太开化地区的"土著人"，摄盐量甚低，几乎无高血压，而"重口味"地区的人往往高血压发病率也高。我国北方人"口味重"，平均每人每天摄盐12 ~ 18克，南方人口味偏淡，摄盐也达7 ~ 8克。根据2002年全国调查，我国平均每人每日摄入食盐12克，比世界卫生组织建议的每人每天5克食盐高出1倍多！研究表明，每人每天增加2克食盐摄入可导致血压升高1～2毫米汞柱。因此，把食盐称为高血压的催化剂，绝非言过其实。对我国居民，尤其是北方居民而言，减少食物中的食盐摄入是防治高血压的重要环节。

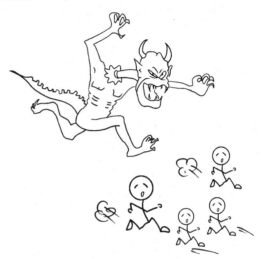

高盐饮食是如何导致高血压的呢？想必大家都有这样的经历：吃过麻辣烫后总恨不得喝上几大瓶可乐。那是因为盐分吸收入血后，渗透压升高，激发下丘脑的渗透压感受器和口渴中枢，产生渴感，促使人喝水，以稀释血液中过多的盐分，经过这个过程，人体内的水分增多，血管里的血容量增加，心脏的负荷增大，每次收缩时射出的血量也随之增加，血流对动脉血管壁的冲击力也加大。另外，当血液里的盐分增多时，肾脏为了调节水－电解质平衡，还会分泌一些激素，导致血管收缩。在这几方面的作用下，血压就难免升高了。

在此顺便提一句，中国人的餐桌上，除了食盐过多之外，还常常存在钾摄入不足的弊病，这对高血压患者朋友而言，可谓是雪上加霜。钾可对抗盐分升高血压和损伤血管的有害作用。目前的研究证实，1毫摩钾的降压作用可抵消3毫摩钠的升压作用，补钾治疗可使高血压患者的血压降低2～4毫米汞柱。因此，为防治高血压，我们提倡限盐补钾的饮食原则。

 ## 胖人当自强

现今社会中，对于肥胖的认知有两种极端，不少人已是大腹便

关爱自己，就是一剂良药　开篇

高血压，不再是雾里看花！　第一章

高血压朋友的就医路线图　第二章

高血压朋友的饮食生活　第三章

高血压朋友的日常保健　第四章

药物降压，该出手时就出手　第五章

便，却还终日在办公桌前窝着，整天觥筹交错；另一方面，不少都市白领已然身材骨感，却还口口声声喊着节食、减肥。其实，医学上对于肥胖有着既定的标准，体重指数（BMI）和腰围就是我们常用的指标。许多人对BMI并不陌生：BMI=体重（千克）/身高（米）的平方。2002年中国肥胖问题工作组将我国成年人BMI正常范围定在18.5～24千克/米^2，BMI大于24千克/米^{2}和28千克/米^{2}分别定为超重和肥胖的界限。

国外的流行病学资料表明，BMI每增加1千克/米^2，高血压的患病率增加16%，尤其是年轻女性超重或肥胖会导致血压升高。腰围是另一个很实用的评价肥胖的指标，尤其适用于腹型肥胖（脂肪在腹部堆积）。大量研究提示，腹部脂肪，而不是总脂肪量与高血压的发生相关，在BMI正常的人群中，腰围的增大是引起高血压发生的独立危险因素。男性腰围大于85厘米，女性腰围大于80厘米，就意味着腹部脂肪堆积过多了。在实际应用中，我们建议将BMI和腰围同时应用，全面评估身材胖瘦。

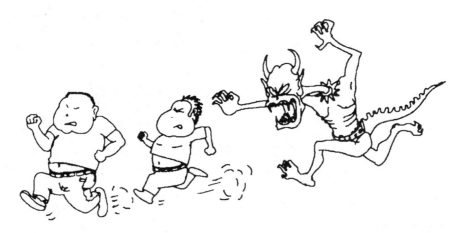

肥胖除了体质问题外，不外乎摄入脂肪过多和缺乏运动这两大原因。有资料证实，体重每增加4.5千克，收缩压可增加4毫米汞柱。因此，每当查房时，我遇到肥胖的高血压患者朋友，常常会打趣说："胖人当自强，少吃肉多运动，减掉1千克体重，血压也会跟着掉1毫米汞柱。"

吸烟、饮酒和高血压

香烟的化学成分比较复杂，它含有多种有害成分，其烟雾中就有30多种对人体有害的物质。其中尼古丁、烟焦油、一氧化碳、丙烯醛等危害较大。法国一个吸烟俱乐部曾举行一次吸烟比赛，优胜者还没有来得及领奖，就因连续吸20支香烟而中毒身亡。

就吸烟的危害而言，呼吸系统当然是首当其冲，但循环系统也不能幸免，吸烟是高血压的危险因素之一。

● 烟草中的尼古丁会直接作用于循环系统，使心跳加快，血管收缩，血压升高。

● 刺激交感神经系统，释放儿茶酚胺，同样导致心率加快，血管收缩和血压升高。

● 如果循环系统长期浸淫在烟草的"芳香"之中，可引起小动脉的持续收缩，小动脉壁的平滑肌变性，血管内膜渐渐增厚，动脉粥样硬化发生，导致血压升高。

● 吸烟不仅引起高血压，就循环系统而言，使得冠心病和猝死等心血管事件的危险性增加1倍以上。

不仅如此，对于吸烟者周围那些吸"二手烟"的人而言，他们健康受到的危害不亚于主动吸烟者。因此，本书的读者朋友中如果有烟民，为了您和他人的健康，烦请您戒烟！

酒的主要成分是酒精，酒精对人体的作用具有两面性，"少饮则和血行气，壮神御寒"，"沉溺无度，醉以为常者，则丧身殒命"。

饮酒和高血压的关系至今没有明确的定论，但似乎也存在两方面的观点：

● 美国心脏病学会在高血压病人生活方式的指南中指出：少量饮酒，大约15克/日（相当于酒精度6％的啤酒250毫升，酒精度12％

关爱自己 就是一剂良药 开篇

高血压，不再是雾里看花！ 第一章

高血压朋友的就医路线图 第二章

高血压朋友的饮食生活 第三章

高血压朋友的日常保健 第四章

药物降压，该出手时就出手 第五章

的葡萄酒125毫升，烈性酒25毫升），有利于血压的降低。

● 国内的一项研究表明，当酒精摄入量≥20克/日，随着酒精摄入量的增加，收缩压和舒张压均有升高的趋势，增加了患高血压的危险性，而每日酒精摄入量超过78克的人，高血压的发病率约为普通人的2倍。

因此，长期大量饮酒可以使血压升高，也是高血压的危险因素之一。对于业已形成饮酒习惯的高血压患者朋友来说，应当减少饮酒量。尽管少量饮酒可能对血压有好处，但由于可能对胃肠道、肝脏等脏器带来损害，对于没有饮酒习惯的高血压患者朋友而言，我们绝不提倡开始饮酒。

煽风点火的精神压力

精神应激在高血压的发病中起着煽风点火的作用。造成长期精神压力的原因有多种，可以由外部环境所致，如个人与环境之间的相互作用，或个人自身的内部因素而造成。阪神大地震是1995年1月17日发生在日本神户的一场灾难，在这场灾难之后，血压升高和心肌梗死致死人数增加持续了数月之久。也有研究证实，低控制与高要求结合构成的工作张力也与血压升高有关，在男性中尤其如此。

长期在应激环境中生活，或者长期处于高度紧张状态，或受忧郁、恐惧、悲伤等不良情绪影响下，血管平滑肌持续处于收缩状态，可能导致血管平滑肌代偿性地增生。血管壁的平肌层增厚，则对收缩因素更为敏感。另外，在应激条件下，肾上腺皮质激素长期分泌增加，使外周血管阻力升高，进一步为血压的升高推波助澜。

如今的都市生活节奏快，很多年轻人都自觉或不自觉地成了工作狂，承受着较大的精神压力。如何释放这些紧张情绪，调整心理状态，的确是我们应该注意的问题。

★ 小知识栏：代谢综合征

肥胖、高血压、脂代谢紊乱、糖尿病，其中任何一个因素都可以导致动脉粥样硬化的发生，它们"强强联合"，更是会加剧动脉粥样硬化的进程，导致严重心血管事件的发生，并造成死亡。我们把这几种状态共存的情况称为"代谢综合征"。国外一项针对35～70岁人群的调查表明，患有代谢综合征的病人，在未来7年里，每8人中会有1人因代谢综合征而死亡。

有些朋友觉得肥胖没什么大不了的，置之不理；觉得自己的血压虽然高一点，但也能凑合；觉得自己血糖不过高那么一点，于是等闲视之。殊不知，自己体内的动脉粥样硬化已经在"暗度陈仓"。劝君莫等闲，别小病成大病，空悲切。

回答下面的问题，可以看出您有没有代谢综合征：

1. 您的血压是否超过140/90毫米汞柱？

2. 您的空腹血糖是否超过6.1毫摩/升或餐后血糖超过7.8毫摩/升？

3. 您的空腹血甘油三酯是否超过了1.7毫摩/升或空腹高密度脂蛋白男性小于0.9毫摩/升、女性小于1.0毫摩/升？

4. 您的体重指数（BMI）是否超过25千克/米^2？

如果以上四项中有三项的回答为"是"，那么请您不妨到医院看看病。"代谢综合征"这个集团军里的各个成员多是在贪食、运动不足等不良习惯的基础上产生的。为了避免可怕的代谢综合征，请您从小事做起，养成良好的生活习惯。

小测试：您现在的生活方式是否让高血压有机可乘？

高血压作为一种生活习惯病，解铃还须系铃人，要想预防和治疗高血压，还得从日常的生活方式做起。那么，在日常生活中的方方面面，您是否会让高血压有机可乘呢？

我们不妨做一个小测试，在表1-1的项目中选择"是"、"不确定"和"不是"。

关爱自己，就是一剂良药 开篇

高血压 不再是雾里看花！ 第一章

高血压朋友的就医路线图 第二章

高血压朋友的饮食生活 第三章

高血压朋友的日常保健 第四章

药物降压，该出手时就出手 第五章

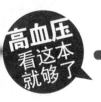

表1-1　测试您现在的生活习惯

自我测试项目	是（2分）	不确定（1分）	不是（0分）
1.早睡早起，睡眠规律			
2.睡眠时间有保证，起床时不觉得困			
3.晚上不失眠或很少失眠			
4.大便规律，不便秘			
5.工作时间比较自由			
6.每天早起或睡前自测体重			
7.心平气和，不易生气			
8.洗澡时在浴室里保持暖和			
9.洗澡时慢慢进入变暖的热水里			
10.寒冷夜晚，起夜从被窝出来时注意披件衣服保暖			
11.洗完热水澡后注意适当补充水分			
12.不喝酒或少量饮酒			
13.不吸烟			
14.平时不驾车，或驾车时哪怕遇到堵车也不急躁			
15.不赌博			
16.合理安排工作和家务			
17.在单位里和同事、上下级相处融洽			
18.对未来一段时间的事务会提前计划安排			
19.遇到不合理事情时，会委婉拒绝			
20.平时注意保健，勤测血压，身体不适及时就医			
小计			
总分			

注：项目1～3均是关于睡眠的调查，休息是否良好，和高血压还是息息相关的；

项目6是询问您是否注意体重的控制；

项目7、14、15、17～19询问性格相关的问题，容易激动、焦虑、兴奋的A型性格容易患上高血压；

项目5、16生活是否轻松，较为宽裕的时间有利于身心健康和血压的控制；

项目4、8～13提示心脑血管事件发生的可能性；

项目20是询问您的保健意识。

在这个测试中，如果您得的总分是：

40分：恭喜您，您的生活习惯非常好，希望您能继续保持下去，让高血压远离您。

39 ~ 26分：您的生活习惯是不错的，但还有一些地方值得注意一下，如果能进一步改善就更好了。

25 ~ 13分：您的生活方式有很大改善的余地。如果您的血压还正常，需要尽快做出调整，不然高血压可就要来找您了。如果您已经患上了高血压，调整了不良生活习惯后，您可能会发现自己的血压变得好控制了。

12 ~ 0分：非常抱歉地对您说，您真的需要马上对自己的生活方式做出调整。如果您的血压还正常，那么这样的生活方式极可能让您步入高血压患者的群体。如果您已经患上了高血压，还继续这样的生活方式的话，即便把自己变成"药罐子"，也很难让自己的血压得到理想控制。

继发性高血压那点事儿——找出"幕后黑手"

前面我们提到过，我们医生对于90%～95%的高血压患者朋友，不能说出个明确的病因，只能"套用"那个"原发性高血压"的诊断，告诉患者朋友们："原因还真是找不到，反正就是得了高血压啦。"但还有5%～10%的高血压患者朋友，与原发性高血压不同，有着明确的病因，高血压只是"幕后黑手"的表象而已，有时候我们把这个"幕后黑手"找出来，消灭掉了，血压也就随之平复。

如果我在诊室里发现一个年轻的小伙子或小姑娘患上了中、重度的高血压；患者的血压时而高时而正常，有时好控制有时不好控制；一个患者用了多种降压药，血压还是纹丝不动；或者一个人短时期内血压升高明显……那么，我就会警惕：该不会是继发性高血压吧？并尝试找出那个"幕后黑手"，弄清它的真实身份。

继发性高血压的"幕后黑手"喜欢隐藏在几个部位：肾脏、内分泌系统、主动脉和颅脑。下面，我们一个个地找出它们的藏身之

关爱自己，就是一剂良药 开篇

高血压，不再是雾里看花！ 第一章

高血压朋友的就医路线图 第二章

高血压朋友的饮食生活 第三章

高血压朋友的日常保健 第四章

药物降压，该出手时就出手 第五章

处吧。

 藏身场所之一——肾脏

继发性高血压的"幕后黑手"最喜欢藏匿的地方是肾脏，它在肾脏里开发了两个"宜居地带"——肾实质和肾动脉。面积较大的肾实质"居所"是它最喜欢待的地方，肾实质病变引起的高血压约占所有高血压患者的5%，其发病率仅次于原发性高血压而居第2位。临床发现，几乎所有的肾脏病变都能导致高血压。肾动脉这两条"长廊"也是"幕后黑手"常常光顾的地方，肾血管性高血压约占所有高血压患者的1%～3%，这也是最重要的能够治愈的高血压类型。

肾实质性高血压

乍一听，似乎肾脏病变和高血压有点风马牛不相及，但实际上，肾脏既是血压调节的重要器官，同时又是高血压肾脏损害的主要器官之一。我们都知道，肾脏的主要功能就是产生尿液，将体内代谢产生的毒素和废物排出体外，同时也调节着人体内的水-电解质平衡，对血压的调控可谓是功不可没。不仅如此，肾脏还是一个内分泌器官，通过各种途径分泌激素（诸如肾素、血管紧张素等）来协助人体对于血压的调整。当肾脏出现病变时，或因为尿液产生的环节受阻，或因为各种激素的协调被打乱，以上稳定血压的机制受到破坏，高血压也就有机可乘了。

从上述机制出发，肾性高血压可分为两种：容量依赖性高血压和肾素依赖性高血压。

● 前者，肾实质损害后，肾脏处理水、钠的能力减弱。当钠盐的摄入量超过机体的排泄能力时，就会出现水钠滞留。水分和盐分滞留在血管内，会使血容量增大，即可发生高血压。对于这一类型的高血压，除了治疗肾脏病变外，医生常常会给患者开利尿药，通过增加尿液的排出，减少血容量，达到控制血压的目的。

● 后者，肾脏疾病导致肾脏内分泌紊乱，肾素大量释放，血管紧张素的活性提高，诱发全身小动脉管壁收缩而产生高血压。肾素及血管紧张素又能促使醛固酮分泌增多，导致水钠潴留，使血容量进一步增加，从而加重高血压。对于这一类型的高血压，我们常常把好钢用在刀刃上，利用血管紧张素转化酶抑制药（ACEI）或者血管紧张素Ⅱ受体拮抗药（ARb）来对抗血管紧张素的活力，以控制高血压。

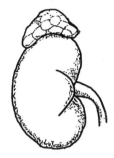

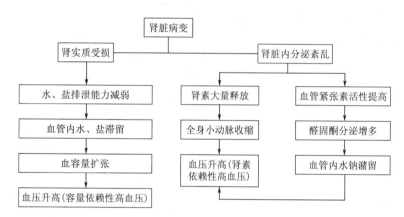

肾血管性高血压

肾动脉起源于腹主动脉，左右各一，为双侧肾脏提供血液和营养。一侧或者双侧肾动脉主干及其分支的狭窄或闭塞均可能引起高血压。

肾动脉狭窄为什么会引起高血压呢？这是因为在我们的肾脏内存在着一个调节血压的信号系统——"肾素－血管紧张素－醛固酮系统"，这个系统本来是保护肾脏的，在人体血压下降时，肾脏的血流供应减少，它便发出信号使血压升高，维持肾脏的血流量。当肾动脉狭窄时，肾脏的血流减少了，这个不够聪明的调节系统误以为是

关爱自己，就是一剂良药　开篇

高血压，不再是雾里看花！　第一章

高血压朋友的就医路线图　第二章

高血压朋友的饮食生活　第三章

高血压朋友的日常保健　第四章

药物降压，该出手时就出手　第五章

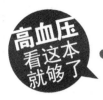
人体血压下降造成的，于是发出信号使血压升高，导致了肾动脉狭窄患者的高血压。

能够引起肾动脉狭窄的原因有很多种，例如：动脉粥样硬化、纤维肌发育异常、大动脉炎等。在年轻患者中，常见的病因是肌纤维发育不良和大动脉炎，在老年患者中，则以动脉粥样硬化居多。

和常见的原发性高血压的不同之处在于：

- 此类高血压患者的发病年龄多在30岁以下或50岁以上；
- 血压突然升高或长期高血压突然加剧；
- 未必有高血压家族史；
- 有时在腹部查体时可以用听诊器听到肾动脉的血管杂音。

肾动脉狭窄长期存在，可能导致肾脏缺血进而引起肾脏萎缩、肾衰竭。此类高血压药物治疗常难以控制，有时在联合使用四五种降压药物的情况下，血压仍不能降低到理想水平；并且药物治疗仅仅是治标而已，并不能解除肾动脉狭窄。在双侧肾动脉均发生狭窄时，血管紧张素转化酶抑制药（ACEI）或者血管紧张素Ⅱ受体拮抗药（ARb）的使用可能会使原本就缺血的肾脏"雪上加霜"，加重肾功能的恶化。

肾动脉狭窄的外科治疗方法可分为两大类：即经腹的肾动脉重建手术和经皮腔内肾动脉成形术。两种手术的目的都是使原来狭窄的肾动脉变通畅，使肾脏的血流量恢复到正常水平，这样肾脏内的血压调节系统就不再释放使血压升高的信号，从而降低患者的血压。如果患者的肾动脉狭窄还不严重，肾功能尚处于可逆阶段，给狭窄的肾动脉"搭个桥"后，往往会奇迹般"一劳永逸"地治愈高血压。

藏身场所之二——内分泌系统

对隐匿在内分泌系统的"幕后黑手"，要想把它给揪出来可要花上一点工夫了。所谓"狡兔三窟"，用来形容内分泌系统的继发性高血压，那是再恰当不过了。它可以隐藏在肾上腺、垂体、甲状腺、甲状旁腺等诸多部位。比较常见的内分泌性高血压有原发性醛固酮增多症、嗜铬细胞瘤、库欣综合征等。

原发性醛固酮增多症

肾上腺是人体相当重要的内分泌器官，位于两侧肾脏的上方，左肾上腺呈半月形，右肾上腺为三角形，犹如肾脏周边的两座小岛屿，也是那位"幕后黑手"常常光顾的"度假胜地"。

肾上腺皮质分泌一种叫做"醛固酮"的激素，它的主要作用是促进体内的钾离子从尿液中排出，同时减少钠离子和水分的排出，以此来调节体内的水－电解质平衡。当肾上腺皮质增生或者肿瘤形成时，醛固酮分泌增加，导致血液中钾离子浓度下降，钠离子和水分的排出减少，水钠潴留，进而引起体重增加和血压升高。这一类型的继发性高血压约占高血压患者的0.4%～2%。

原发性醛固酮增多症最常见的病因是肾上腺皮质腺瘤，占70%～80%，肾上腺皮质增生位居第二，占20%～30%。其他原因就相对少见了，比如肾上腺癌、糖皮质激素可抑制性醛固酮增多症、异位分泌醛固酮的肿瘤等。

原发性醛固酮增多症的特点是：血压越来越高，血钾越来越低。

• 所有的患者都会出现高血压，而且在疾病的早期就会出现，最开始时，血压还比较容易控制，随着病情的进展，降压药物的治疗效果逐渐变得不那么显著。

• 低血钾是该病的另一个重要表现，在疾病最初，患者血钾尚处于正常水平，随着疾病的进展，低血钾逐渐显露，到疾病后期时，低血钾会很严重。钾离子是维持体内各种肌肉正常活动所不可缺少的"机油"，它的缺少，可导致全身肌肉无力、周期性瘫痪、手足麻木、抽搐等现象，一般多累及四肢的肌肉，严重时可累及呼吸肌，造成呼吸困难甚至危及生命。低血钾影响到心肌时，常表现

关爱自己，就是一剂良药　开篇

高血压，不再是雾里看花！　第一章

高血压朋友的就医路线图　第二章

高血压朋友的饮食生活　第三章

高血压朋友的日常保健　第四章

药物降压，该出手时就出手　第五章

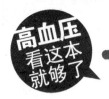
出心电图异常（T波低平、倒置，U波出现，QT间期延长），可出现心律失常，严重时可发生猝死。

● 此外，由于长期失钾，肾脏发生病变，水分再吸收的功能降低，尿液不能浓缩，患者朋友常常会出现烦渴、多尿、夜尿。钠潴留还会刺激口渴中枢而引起烦渴。

● 由于细胞失钾变性，肾脏局部抵抗力减弱，常易诱发逆行性尿路感染，并发肾盂肾炎。

由于原发性醛固酮增多症的大部分病因是肾上腺腺瘤或者肾上腺皮质增生，那么治疗的方法也是干脆利落——切掉多余的部分。

● 通过手术治疗，大部分患者的血压都有不同程度的降低，也有望恢复到正常水平。但也有40％的患者朋友术后仍存在轻中度的高血压，可能与术前长时间的高血压状态导致不可逆的肾血管损害有关。

● 对于不能手术或手术后效果不满意的患者朋友，宜用螺内酯治疗。螺内酯是一种保钾利尿药，可以减轻水钠潴留的同时，减少血钾的丢失，还具有醛固酮拮抗的作用。长期应用螺内脂可出现男子乳腺发育、女子月经不调等副作用，这时可改为氨苯蝶啶或阿米洛利，以助排钠潴钾，必要时加其他降压药物协同降压。

● 糖皮质激素可抑制原发性醛固酮增多症，所以，可以使用糖皮质激素来抑制醛固酮的生成，实现治疗目的，效果不满意时可加用降压药物。

库欣综合征

上大学时，内分泌科的老师开堂第一节课就打趣地告诉我们：内分泌科大夫其实都是"相面先生"。这句话不无道理，有很多内分泌疾病，看上一眼就很难忘记，库欣综合征就是其中的一种。库欣综合征是1921年由美国的神经外科医生库欣首先报道的，该病患者朋友由于各种原因引起肾上腺皮质激素分泌过多导致向心性肥胖、多血质面容、满月脸、皮肤菲薄、皮肤紫纹等外表上的显著变化。如果光是外貌上的改变也就罢了，患上库欣综合征的朋友，高血压、糖尿病、骨质疏松等疾病也会接踵而至。

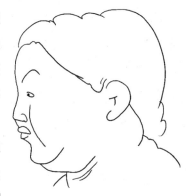

有74%～87%的库欣综合征患者患有不同程度的高血压。这是因为，肾上腺皮质激素可以增加外周血管阻力，同时还会使多余的水分和盐分潴留在体内，从而导致血压升高。

就像之前提到过的那样，库欣综合征是可以通过"相面"看出来的病，但为了确定诊断，内分泌科医生还会通过一些检查来协助判断，比如检查一下皮质醇的昼夜分泌节律，在尿中查一下皮质醇的代谢产物浓度，做一下小剂量地塞米松抑制试验来验证。

得出库欣综合征的诊断后就万事大吉了吗？慢着，没这么简单呢，我们还得看看这个"幕后黑手"究竟隐藏在哪里，聪明的读者朋友们一定能想得到，既然是肾上腺皮质激素分泌过多，那么它该躲在肾上腺了吧？确实如此，肾上腺是我们需要查寻的病灶之一，除此之外，狡猾的"幕后黑手"还可能隐居在脑垂体，"遥控"肾上腺分泌过多的皮质醇。因此，接下来我们需要CT或MRI的"火眼金睛"来帮我们找到藏在垂体或肾上腺的"幕后黑手"。少见的情况下，"幕后黑手"不在这两个地方，医学上把这称为"异位ACTH综合征"，这时候，我们还得靠其他部位的影像学检查和双侧岩下窦插管取血（BIPSS）的特殊方法来实现诊断了。看到了吧，内分泌科这样的"相面先生"也不是那么好当的哦！

由于水钠潴留是库欣综合征引发高血压的主要原因，加用降压药物时我们常常优先选择利尿药，如果控制效果不理想，可以加用其他类型的降压药。当然，光端出几盆水来灭火是不够的，根本办法还是釜底抽薪，从库欣综合征的源头来医治。"幕后黑手"隐藏在

开篇　关爱自己，就是一剂良药

第一章　高血压，不再是雾里看花！

第二章　高血压朋友的就医路线图

第三章　高血压朋友的饮食生活

第四章　高血压朋友的日常保健

第五章　药物降压，该出手时就出手

脑垂体的，可以通过手术切除病灶，药物和放射治疗可以作为辅助手段。同理，"幕后黑手"隐藏在肾上腺的，最佳手段也是通过手术切除病灶。把"幕后黑手"赶出体外后，不仅血压会有明显下降，降压药物可以减用甚至停用，过一段时间，患者的外貌还会有所改观。爱美之心人皆有之，很多时候，外貌的变化比起血压的控制，更让库欣综合征的朋友们兴奋。

嗜铬细胞瘤

肾上腺还真是继发性高血压这位"幕后黑手"常常光顾的度假小岛，前面提到的原发性醛固酮增多症也好，库欣综合征也好，和肾上腺总是有千丝万缕的联系。接下来要向读者朋友们介绍的嗜铬细胞瘤还是和肾上腺脱不了干系。嗜铬细胞瘤起源于嗜铬细胞，在胚胎时期，嗜铬细胞的分布和交感神经节相关，在胚胎成熟后，绝大部分嗜铬细胞退化，残余的部分形成了肾上腺髓质。因此，大部分的嗜铬细胞瘤发生在肾上腺髓质。肾上腺外的嗜铬细胞瘤可发生于自颈动脉体至盆腔的任何部位，但主要见于脊柱旁交感神经节和腹主动脉分叉处的主动脉旁器。

嗜铬细胞瘤有6个有意思的10%：10%出现在双侧肾上腺，10%病灶在肾上腺之外，10%为多发性，10%为恶性，10%具有遗传性，10%为儿童。由于嗜铬细胞瘤分泌去甲肾上腺素、肾上腺素等儿茶酚胺类激素，可导致心率增快、血压升高。嗜铬细胞瘤约占高血压病因的0.5%～1%。

90%以上的嗜铬细胞瘤患者都有高血压，很多患者朋友的血压呈持续性升高，但由于嗜铬细胞瘤分泌的儿茶酚胺类激素有突然增多的现象，约有1/4的患者朋友会出现很有特点的阵发性高血压。情绪激动、体位改变、创伤、灌肠、大小便、腹部触诊、某些药物的使用等都可能诱发阵发性发作，导致血压急剧升高，伴全身大汗、心悸、皮肤苍白、恶心、呕吐，甚至出现心力衰竭和心脑血管意外。

发作持续时间不一，短至数秒或长至数小时以上。发作频率不一，多则一天数次，少则数月一次。随病程进展发作渐频渐长，常用的降压药效果不佳，但α-肾上腺能受体阻滞药（如酚妥拉明）、钙通道阻滞药有效。

和前面两种内分泌性高血压一样，如果能用手术方法把"幕后黑手"彻底请出体外的话，血压的控制就变得容易多了。75%的嗜铬细胞瘤患者在完全切除病灶后血压可恢复正常，25%的患者术后仍有轻中度高血压，仍需要一定的药物调节。

甲状腺疾病

提到甲状腺疾病，读者朋友最熟悉的莫过于甲状腺功能亢进症（简称甲亢）。甲状腺功能亢进症是由于甲状腺分泌过多的甲状腺激素而引起的一种疾病，临床上患者主要表现为多食、易饿、消瘦、心慌、怕热、出汗、失眠、乏力、双手发抖等。这一部分患者出现高血压时一般是以收缩压升高为主，主要是因为在过量甲状腺素作用下，心脏处于高动力状态，每搏输出量增加所致。

比较有意思的是，甲状腺功能减退症（简称甲减）时也会出现高血压。甲减患者的高血压发生率是普通人的3倍。目前认为，甲减也是一种潜在的、重要的、易被忽视的高血压因素。甲减并发高血压时，以舒张压增高为主，脉压较小。甲减继发高血压的机制尚不清楚。

甲状腺功能亢进症也好，甲状腺功能减退症也罢，当它们继发高血压时，想办法通过治疗把甲状腺素分泌水平恢复正常是让血压实现好转的关键。

甲状旁腺功能亢进症

甲状旁腺位于甲状腺侧叶的后面，有时藏于甲状腺实质内，无论是大小还是位置都十分不起眼。甲状旁腺分泌甲状旁腺素，调节

开篇 关爱自己，就是一剂良药

第一章 高血压，不再是雾里看花！

第二章 高血压朋友的就医路线图

第三章 高血压朋友的饮食生活

第四章 高血压朋友的日常保健

第五章 药物降压，该出手时就出手

人体的钙磷代谢。甲状旁腺功能亢进症患者朋友也可能出现高血压，原因不是很清楚。并且，在手术切除甲状旁腺使甲状旁腺激素水平恢复正常后，并不是所有患者朋友的血压都能恢复正常。

藏身场所之三——主动脉

"幕后黑手"藏匿在主动脉，引起主动脉缩窄，同样可以引起继发性高血压。与之前我们介绍的继发性原因不同的是，这回"幕后黑手"在患者朋友一出生的时候就在主动脉埋下了一枚"炸弹"。主动脉缩窄是一种先天性心脏大血管畸形，占全部先天性心脏病的5%～8%，通常其缩窄部位发生在主动脉弓和腹主动脉之间。由于这种解剖结构，造成了血流动力学的异常：缩窄部位的近心端形成高血压，而缩窄部位的远心端血压降低甚至测不到。

我们之所以把主动脉缩窄称为"幕后黑手"、在出生时埋下的"炸弹"，是因为它并非儿童时期高血压的常见原因，不少患者朋友小时候的血压是正常的，到了成年，血压的变化开始逐渐显现：由于上半身高血压可能会有头痛、鼻出血症状的发生，或者由于下肢缺血而感到两下肢无力、冷凉感和间歇性跛行。有些患者朋友平时并没有什么症状，只是在体检时发现高血压，进一步检查可发现下肢血压比上肢低20～30毫米汞柱，有时甚至测不到下肢血压。

主动脉缩窄绝非小事，这种类型的继发性高血压较容易发生颅内出血、主动脉瘤破裂或内膜剥离、心内膜炎和充血性心力衰竭等并发症。"幕后黑手"下手过狠时，甚至会在婴幼儿时期就引爆"炸弹"，导致心力衰竭的发生。未经治疗的主动脉缩窄患者20岁以内的病死率为20%，50岁以内病死率为80%。治疗方法可采用外科手术或球囊扩张术，比较理想的手术时机是4～6岁，及时得到治疗的患者朋友，其30年生存率超过93%。

关爱自己，就是一剂良药　开篇

高血压，不再是雾里看花！　第一章

高血压朋友的就医路线图　第二章

高血压朋友的饮食生活　第三章

高血压朋友的日常保健　第四章

药物降压，该出手时就出手　第五章

✦ 你知道吗：打呼噜也会高血压

　　人在睡觉时，尤其是睡得很实的时候，全身肌肉放松，悬雍垂（俗称小舌）下垂，进入的空气冲击小舌时会发出一阵阵"呼呼"的声音，叫做打鼾，也就是老百姓所说的打呼噜。有些人夜间睡觉时鼾声如雷，但响了一阵雷后突然就听不见了，出现了呼吸暂停，过上好一会儿又重新打鼾，出现"鼾声—气息停止—喘气—鼾声再起"的规律变化，临床上我们把这种现象称为"睡眠呼吸暂停低通气综合征"。

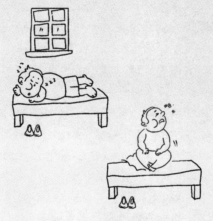

　　可能有的读者朋友会认为这点毛病也无伤大雅，其实它潜在的危险还真不小。这类患者晨起时会觉得头晕、头痛，反应迟钝，白天工作时易疲劳、困倦，时间久了可能伴有记忆力下降、焦虑、易怒等表现，还会出现高血压！这还真不是危言耸听，睡眠呼吸暂停低通气综合征的患者朋友合并高血压的有45%～48%。另外，这一人群发生冠心病、脑血管意外的风险也比一般人群高得多，还可能因缺氧和二氧化碳潴留导致严重心律失常和猝死！

　　我们遇到一些体型较胖、脖子短粗的高血压患者，使用降压药后效果仍不理想，就会推荐他们进行呼吸睡眠监测，诊断睡眠呼吸暂停低通气综合征后，主要采取手术或无创呼吸机使用的方法改善睡眠低通气状态。对于超重者，我们鼓励体育锻炼，控制体重。因为嗜酒和催眠药使用会加重低通气状态，呼吸睡眠暂停低通气综合征的患者应戒酒和慎用催眠药。

小知识栏：怀孕与高血压

怀孕的准妈妈们应该知道，不管您原先的血压状况如何，每次到医院进行产前检查时，第一步就是测量一下血压。

有五类准妈妈尤其需要在怀孕期间关注自己的血压状况：初次怀孕的过于年轻或者大龄准妈妈（年龄小于18岁或大于40岁）；双胎、多胎的准妈妈；有高血压家族史的准妈妈；有慢性肾病、心血管疾病及糖脂代谢异常的准妈妈；超重或营养不良的准妈妈。

妊娠期高血压疾病包括妊娠期高血压、先兆子痫、子痫、慢性高血压以及慢性高血压基础上合并先兆子痫5种。子痫是指孕妇出现抽搐、痉挛，甚至昏迷的症状，它往往是从妊娠期高血压发展而来的。严重的子痫前期或子痫，都可能威胁孕妇和胎儿的生命。更糟糕的是，这种疾病还存在某种后续效应，例如假使产下的是一名女婴，其日后患上子痫前期的风险也很高。准妈妈们还存在更大的顾虑，即使治疗得当，躲过了子痫这一劫，产后得高血压、糖尿病、血栓性疾病的风险也会比常人高出数倍。因此，妊娠期高血压疾病可是准妈妈们不得不重视的一个问题。

妊娠期高血压的关键在于预防，准妈妈们除了定期产前检查，遵从医生的建议外，还需要调整好饮食和睡眠，注意蛋白质、维生素和微量元素的摄入，减少动物脂肪和盐分的过量摄入，每日补钙1～2克有助于该病的预防。到了孕中晚期，注意体重的增长是否过快（每周大于0.5千克以上），留意自己身体有无不易消退的水肿。当然，出于保健需求，在家里备个血压计也是不错的选择。

高血压，不只是血压高！

我遇到过一些患者朋友，当护士给他们测完血压，告诉他们有高血压的时候，他们一笑而过："老毛病了，高点就高点，犯不着吃药，平时一点感觉也没有。"高血压的狡猾之处就在于此，一些皮实的患者朋友还真和没事人那样，血压升高了依旧浑然不觉，但这绝不是意味着可以就此高枕无忧，此时的高血压"大军"迈着它罪恶的步伐，正在"暗度陈仓"呢。

在"暗度陈仓"的过程中，高血压兵分五路，向着人体的几个重要器官"行军"，它们分别是血管、心脏、颅脑、肾脏和视网膜，医学上，我们把这几处高血压"大军"的目的地称为"靶器官"。如果您对自己业已升高的血压睁一眼闭一眼，经过5～10年，高血压"大军"就会"兵临城下"，几处靶器官也不可避免地被"殃及"。下面，我们就来控诉一番高血压是如何摧残这几处靶器官的吧。

您的血管够坚强吗？

血液在血管里的流动形成了血压。在过高血压的"驱动"下，血流对血管壁形成的"冲刷"也就更加猛烈，血管长期处于这样"不舒服"的环境中，势必苦不堪言。细小动脉首当其冲。在疾病初期，细小动脉为了表达自己的"不满情绪"，常常发生细小动脉痉挛。这时，如果患者朋友们听从细小动脉的"心声"，及早地改善生活习惯并坚持治疗，细小动脉也就和您和平相处，不会发生进一步的病理改变。如果您对此"不闻不问"，长期忍受着大负荷的细小动脉就会自己"另谋出路"，在逆境中改变自己，让自己变得又硬又缺乏弹性，细小动脉的管腔变窄，输送到组织的血流速度就会减缓。分布在颅脑、肾脏、视网膜等处的细小动脉发生了病理改变，就会进一步影响到脏器功能，导致靶器官受损。

比起细小动脉和小动脉而言，中、大动脉毕竟要结实许多。但"绳锯木断，水滴石穿"，长期处在高血压的血流冲刷下，中、大动脉同样难堪其负。血压过高时，血流对血管壁的冲击会损害血管内膜，血管内皮受到损伤后，血液中的脂质更加容易沉积在血管壁，促进动脉粥样硬化的发生和发展。反之，发生了动脉粥样硬化的血

关爱自己，就是一剂良药 开篇

高血压，不再是雾里看花！ 第一章

高血压朋友的就医路线图 第二章

高血压朋友的饮食生活 第三章

高血压朋友的日常保健 第四章

药物降压，该出手时就出手 第五章

管正常舒张功能减弱，血管壁的僵硬度增加，血压又会升高，两者之间互为因果，形成恶性循环。当心脏的冠状动脉、颅脑血管这些要塞部位发生动脉粥样硬化后，这两个靶器官发生冠心病、脑血管意外的风险也就大大增加了。

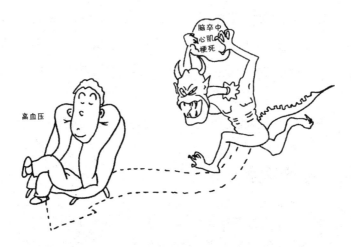

在进行高血压的靶器官评估时，我们常常会使用超声探测颈动脉内膜中层厚度（IMT）和斑块，有助于我们判断高血压对大血管危害程度，对预测脑卒中和心肌梗死的发生也有一定的价值。

您的心脏能撑多久？

高血压发生后，心脏收缩时，为了把血射入周围血管，承受的压力都比正常血压时来得大。如果我们不想方设法帮助心脏"减负"，心脏只能让自己"强壮"起来，让自己在射血时不再那么"吃力"。就像举重运动员的手臂比一般人粗壮一样，长期进行"举重锻炼"的心脏也会变大变厚，尤其是左心室的体积和厚度，医学上我们把这种病理改变称为"左心室肥厚"。这是心脏肌肉的一种代偿机制。

不是所有的"强壮"都是好事，左心室肥厚就不是医生们所希望看到的。举重运动员的肌肉锻炼是有张有弛的，有详尽的计划安排和劳逸结合。心脏的"举重锻炼"可不是这样，只要心脏在跳动，这种"举重锻炼"就在进行，"人心都是肉长的"，长期超负荷的工作终有一天会使心脏疲劳得无法代偿，出现心力衰竭。因此，在评估高血压的心脏受损程度时，我们同样会给心脏做个超声，看看心脏的大小和左心室的厚度。

前面我们提到过，高血压还是动脉粥样硬化的促进因素。当动脉粥样硬化发生在冠状动脉时，导致冠状动脉发生狭窄或阻塞，还会出现心绞痛、心肌梗死，甚至猝死。

颅脑血管重负难堪

许多读者朋友都知道，高血压如果不好好治，会引起脑血管意外，也就是中医常说的"中风"。的确如此，颅脑里的血管长期在高血压的"洗礼"之下，同样重负难堪，发生动脉粥样硬化，颅脑血管逐渐狭窄或者阻塞，导致脑供血不足和脑梗死的发生。

● 动脉越细受到血压的影响越大，细小动脉因粥样硬化最终导致脑梗发生时，其梗死灶很小，往往只是针尖大小，患者朋友也没有什么不舒服的表现，临床上我们把这称为"腔隙性脑梗死"。

● 当较大的血管发生梗死时，出现脑组织局部动脉血流灌注明显减少甚至完全中断，会发生偏瘫、单侧肢体麻痹、失语、感觉障碍等不适。

● 因脑血管动脉粥样硬化形成多发脑梗死，导致脑循环障碍，还会引起记忆力下降、计算力下降等抽象思维障碍，情绪变得不稳定，逐渐失去时间地点概念等症状，医学上称之为"血管性痴呆"。

动脉发生粥样硬化时，其管腔硬化程度不均匀，部分动脉壁会发生坏死、韧性变弱。这部分动脉壁不能抵抗血管内的压力而鼓起，形成微动脉瘤。

● 在血压波动明显时，这个微动脉瘤就可能破裂造成脑出血，患者朋友会出现突发性头痛、眩晕、呕吐、意识障碍、偏瘫、失语

关爱自己，就是一剂良药 开篇

高血压，不再是篱里看花！ 第一章

高血压朋友的就医路线图 第二章

高血压朋友的饮食生活 第三章

高血压朋友的日常保健 第四章

药物降压，该出手时就出手 第五章

等不同症状。

● 如果血管破裂发生在脑底或者大脑表面，血液可能会直接流入蛛网膜下腔，引发剧烈头痛，这种头痛常常被患者朋友形容为"一生中最剧烈的头痛"，出血量多时会导致意识丧失。

 肾脏"工厂"——"工人"的下岗辛酸史

肾脏是人体内清洁血液的"排污工厂"。当血液流过肾脏时，血液中的废物、多余的盐分和水分形成尿液排出体外。肾脏1分钟可以过滤大约1升的血液。肾脏之所以有如此强大的功能，全凭"工厂"里勤勤恳恳的"工人"们——肾单位。肾单位由肾小体和肾小管组成，每个肾脏"工厂"里大约有一百多万名这样的"工人"。肾小体又可以在解剖结构上进一步分为肾小球和肾小囊。肾小球实际上就是由许许多多的毛细血管组成的球状组织，在血液过滤的过程中起着"筛子"的作用。而肾小囊和肾小管则是形成、浓缩和收集尿液的部位。

高血压对血管的损害可谓是"无微不至"，肾动脉和肾小血管自然也逃脱不了高血压的"魔爪"，当它们出现类似于硬化改变后，管

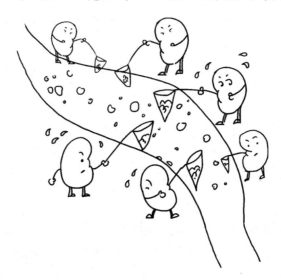

腔变窄，肾脏就会出现缺血。肾小管较为脆弱，对缺氧和缺血较为敏感，当它们饱受摧残时，尿液的浓缩功能受损，患者朋友往往会觉得起夜上厕所的次数莫名其妙地增多了。随着病情的进展，肾小球同样受到损害，"筛子"的过滤效果越来越差，尿中可出现蛋白、红细胞和管型等。肾脏"工厂"的效益变差，"下岗工人"也就逐渐增多。随着肾单位的逐渐减少，肾脏功能受损，最终可出现肾功能衰竭。事实上，我国的高血压患病率呈逐年上升趋势，肾功能受损正在成为影响我国高血压患者朋友生活质量的主要相关疾病之一。

 擦亮心灵的窗户

眼睛是心灵的窗户，让我们感受这个世界的精彩。许多人喜欢用照相机来比喻眼球，那么视网膜就好比照相机里的感光底片，专门负责感光成像。视网膜的小血管受到高血压的伤害，就会发生高血压视网膜病变。在高血压早期，视网膜的小动脉就可能开始出现痉挛，随着动脉粥样硬化的加重，当血压急剧升高时可导致视网膜渗出和出血，从而出现视物模糊、视力减退，甚至失明。

在诊断高血压之后，内科医生常常会请眼科医生会诊，请他们帮忙看一下患者朋友的眼底。在眼底镜的观测下，视网膜病变就会一览无余。眼底镜检查方便快捷，通过对视网膜病变的评估，我们可以估计出高血压的严重程度以及其他脏器受累程度。

血管、心脏、颅脑、肾脏、视网膜……这些部位都是野心勃勃的高血压"大军"想要占领的地盘。要想

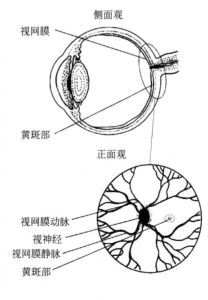

视网膜概况

侧面观

视网膜

黄斑部

正面观

视网膜动脉
视神经
视网膜静脉
黄斑部

关爱自己，就是一剂良药 开篇

高血压，不再是雾里看花！ 第一章

高血压朋友的就医路线图 第二章

高血压朋友的饮食生活 第三章

高血压朋友的日常保健 第四章

药物降压，该出手时就出手 第五章

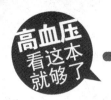

守住这些要塞，阻止高血压"大军"进攻的步伐，绝不是旦夕之功，患者朋友要在医生的指导下长期坚持正规治疗，保持血压稳定，才能保护靶器官，预防并发症的出现。

您能"感觉"血压升高时，病情可能已经恶化了

高血压是一种慢性疾病，不少患者朋友起病时悄无声息，没有特异性症状，随着病情的发展才逐渐显露出些许不舒服。还有20%左右的患者始终没什么症状，因为其他疾病来医院看病时"顺便"发现了高血压。这就是高血压这个"敌人"的另一个狡猾之处，它很注意隐蔽自己，悄悄地在患者朋友的体内"攻城掠地"，不显山不露水，甚至直到某天，患者朋友因为靶器官受累而显现这样那样的不舒服时，它才现出狐狸尾巴，露出狰狞的面目。可惜，这时候，患者朋友已饱受高血压的折磨多年了。

 不能光靠症状来判断高血压

血压升高时会有什么样的不舒服呢？不同的患者朋友会告诉您不同的答案。有人觉得头晕，有人觉得头痛，有人感到脖子有些发硬，还有人会觉得耳鸣、心悸、呼吸困难、疲劳、无力、胸闷……可谓是五花八门。这些症状并不特异，实际上劳累、精神疲乏的亚健康状态、感冒、更年期等也可能出现类似的不适。因此，光靠症状来判断高血压不是一件容易的事。

当然，在杂乱无章中也有规律可循。一般来说，高血压最常见的症状还是头痛、头晕，上述症状一般与血压呈平行关系，也就是说，血压升高时症状明显，休息或服药后血压下降了，则症状缓解

 无

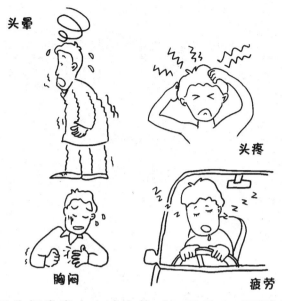

头晕

头疼

胸闷

疲劳

关爱自己，就是一剂良药　开篇

高血压　不再是雾里看花！　第一章

高血压朋友的就医路线图　第二章

高血压朋友的饮食生活　第三章

高血压朋友的日常保健　第四章

药物降压，该出手时就出手　第五章

或消失。如果您经常发生上述症状时，要尽早到医院里接受检查，毕竟那是身体正在向您发出不舒服的求救信号。

 ## 高血压的危险度分级

血压超过多少才算高血压呢？其实，不同民族和不同年龄段的正常血压是有所区别的。可以预见，随着对高血压的认识逐渐深入，其界定标准随着时代的变迁也可能会有所不同。

按照我国2010年颁布的《中国高血压防治指南》，我们将成人的高血压定义为：

在未使用抗高血压药的前提下，经非同日（一般间隔2周）的3次测量，收缩压≥140毫米汞柱和（或）舒张压≥90毫米汞柱，则为高血压。

按照血压水平，"指南"将高血压进一步分为1、2、3级（见表1-2）。收缩压≥140毫米汞柱而舒张压＜90毫米汞柱，单列为单纯收缩期高血压。"指南"中新增了儿童高血压的标准：2～5岁115/75毫米汞柱；5～10岁125/70毫米汞柱；10～14岁135/85

毫米汞柱。

表1-2　高血压水平的定义和分级

类别	收缩压/毫米汞柱	舒张压/毫米汞柱
正常血压	＜120	＜80
正常高值	120～139	80～89
高血压	≥140	≥90
1级高血压（轻度）	140～159	90～99
2级高血压（中度）	160～179	100～109
3级高血压（重度）	≥180	≥110
单纯收缩期高血压	≥140	＜90

细心的读者朋友应该注意到，医生给高血压患者下诊断的时候，除了写下高血压的分级外，还会在后面写上"高危组、中危组"之类的字样。那么，为什么血压水平还有着"三六九等"呢？这样做又有什么好处呢？

诚然，在高血压的治疗中，能把血压降下来就已经把这个"敌人"打趴下了，但此时就吹响胜利的号角未免太早。希望能尽善尽美的医生们在制定高血压的治疗决策时，不仅仅依靠血压水平，还会综合考虑以下诸多方面：

（1）心血管疾病的高危因素；

（2）靶器官是否受累；

（3）是否存在临床并发症，比如心脑血管疾病、肾病、糖尿病、视网膜病变等。

把这些方方面面的影响预后的因素（见表1-3）纳入全盘考虑后，医生们就可以在把血压"打趴下来"的同时，进一步干预检查出的危险因素，并适当处理患者朋友存在的临床并发症，让高血压这个敌人"无机可乘"。

根据血压水平、心血管危险因素、靶器官损害、临床并发症和糖尿病，医生们的治疗不仅能够有的放矢，还能进一步把握这些临床情况，将高血压的病情分为低危、中危、高危和很高危4个层次：

关爱自己，就是一剂良药 开篇

高血压，不再是雾里看花！ 第一章

高血压朋友的就医路线图 第二章

高血压朋友的饮食生活 第三章

高血压朋友的日常保健 第四章

药物降压，该出手时就出手 第五章

表1-3　影响高血压预后的因素

心血管病的危险因素	靶器官损害	糖尿病	临床并发症
1.收缩压和舒张压水平（1～3级） 2.男性大于55岁，女性大于65岁 3.吸烟 4.血脂异常 TC≥5.7毫摩/升 或LDL-C＞3.6毫摩/升或HDL-C＜1.0毫摩/升 5.早发心血管疾病家族史：一级亲属，发病年龄小于50岁 6.腹型肥胖（男性腰围≥85厘米，女性腰围≥80厘米）或肥胖（BMI≥28千克/米^2） 7.缺乏体力活动 高敏C反应蛋白≥3毫克/升或C反应蛋白≥10毫克/升	1.左心室肥厚（由心电图、超声心动图或者其他影像学证实） 2.动脉壁增厚（颈动脉超声IMT≥0.9毫米或有动脉粥样硬化斑块表现） 3.血清肌酐轻度升高（男性115～133微摩/升，女性107～124微摩/升） 4.微量白蛋白尿 尿白蛋白30～300毫克/24小时 白蛋白/肌酐比，男性≥22毫克/克，女性≥31毫克/克	1.空腹血糖≥7.0毫摩/升 2.餐后血糖≥11.1毫摩/升	1.脑血管病（缺血性脑卒中、脑出血、短暂性脑缺血发作） 2.心脏疾病（心肌梗死、心绞痛、冠状动脉血运重建、充血性心力衰竭） 3.肾脏疾病（糖尿病肾病、肾功能不全、蛋白尿） 4.外周血管疾病 5.视网膜病变（出血、渗出、视盘水肿）

注：TC—血清胆固醇；LDL-C—低密度脂蛋白胆固醇；HDL-C—高密度脂蛋白胆固醇；IMT—颈动脉最大内径。

① 低危：高血压1级，无其他危险因素，10年随访发生主要心血管事件的危险＜15％。

② 中危：高血压2级，或高血压1级伴1～2个危险因素，10年随访发生主要心血管事件的危险约15％。

③ 高危：高血压3级，或高血压1～2级伴≥3个危险因素，或伴靶器官损害的任何一项，10年随访发生主要心血管事件的危险20％～30％。

④ 很高危：高血压3级伴1项及以上危险因素或伴临床并发症中任何1项。糖尿病，合并临床心、脑血管病或慢性肾脏疾病等并发症者其危险度分层均属于心血管风险很高危患者。10年随访发生主要心血管事件的危险约30％以上。对这一类患者，医生会迅速开始

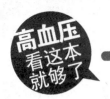
最积极的治疗。与舒张压相比，收缩压升高与心血管风险的关系更为密切。

在2010年的这部"指南"中，首次提出高血压是一种"心血管综合征"，必须综合治疗。在临床实践中，医生们也越来越体会到在高血压的治疗中，应根据心血管总体风险决定治疗措施，也就是说，在治疗时不单要注意降压，同时应关注对多种心血管危险因素（包括吸烟、血脂异常、糖尿病、肥胖等）的综合干预，这样才可以有效降低病死率。正是基于治疗的需要，医学上才要将高血压又是分级，又是危险度分层。

 ## 可怕的高血压危象

一般而言，高血压这个"敌人"往往是在"潜伏"中前行，慢慢地影响着靶器官这些"要塞"。而有时候，这个可怕的"敌人"也会来个"急行军"，不仅使血压迅速升高，还可能在短时间内迅速攻破靶器官"要塞"，让人措手不及。这个过程，我们把它称之为"高血压危象"。

高血压危象是发生在高血压患者病程中的一种特殊临床现象，它在高血压基础上，由于精神创伤、情绪变化、过度疲劳、寒冷刺激、气候变化和内分泌失调（如绝经期或经期）等诱因使周围小动脉发生暂时性强烈痉挛，引起血压进一步的急剧升高，还可能出现神志变化、剧烈头痛、恶心呕吐、心动过速、面色苍白、呼吸困难等一系列临床表现，甚至在短时间内发生不可逆性生命器官损害，是一种致命性的临床综合征。其病情凶险，如抢救措施不力，会危及生命。

高血压危象分为高血压急症和高血压亚急症两种。高血压急症是指患者血压明显升高（大于180/120毫米汞柱），并迅速攻破靶器官"要塞"，导致急性靶器官损害，包括恶性高血压、高血压脑病、

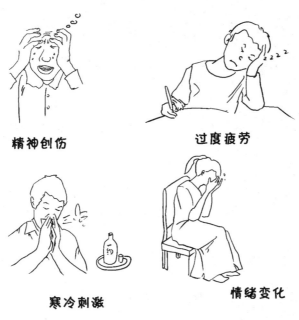

精神创伤

过度疲劳

寒冷刺激

情绪变化

关爱自己，就是一剂良药 开篇

高血压，不再是雾里看花！ 第一章

高血压朋友的就医路线图 第二章

高血压朋友的饮食生活 第三章

高血压朋友的日常保健 第四章

药物降压，该出手时就出手 第五章

急性心肌梗死、不稳定心绞痛、肺水肿和主动脉夹层等可怕的病症。相对而言，高血压亚急症就显得"温柔"得多，它仅仅是高血压给患者来了一个"下马威"。尽管在短时间内血压明显升高，让人担惊受怕，但所幸没有靶器官的损害。

面对以"急行军"速度前进的高血压，我们的对策是：以快打快，敌快我也快。每个高血压急症患者都需要迅速把血压降下来，但这个过程也是有策略的，并不是光下猛药就行了。

● 一般认为，需要在数分钟至1个小时内将平均动脉压下降25%以上，2至6小时血压下降至160/（100～110毫米汞柱），24至48小时内将血压控制在正常范围，在这个过程中常常需要使用到静脉降压药。

● 对于那些"失陷"的靶器官"要塞"，我们还要监测它们的功能，进行"战后"修复和重建。

● 对高血压亚急症而言，我们的策略也可以相对"温柔"些，通过口服降压药治疗将血压逐渐下降到正常水平，并做好监测，直到血压稳定就行了。

第二章

高血压朋友的就医路线图

- 高血压患者必知：血压测量的那些事儿
- 被诊断高血压了，我还要做哪些检查呢？
- 治疗的基础是改善生活习惯

高血压患者必知：血压测量的那些事儿

看到这个标题，读者朋友们的脑中可能会冒出各种各样的想法。有的可能会淡然一笑："我都高血压这么多年了，哪还有不会测血压的呀？"；有的可能会眉头微皱："这不就是把简单的道理往复杂的说吗？"；有的可能会不屑一顾："到了医院自然有人帮我量血压，我要知道这个干什么？"……这些想法可真是有失偏颇，各位读者朋友可别忙着翻页，因为知道怎么测血压可真是太重要了！

根据2002年调查数据，我国18岁以上成人高血压患病率为18.8%，按2012年我国人口的数量与结构，估计目前我国约有2亿高血压患者，换句话说，差不多每10个成年人中就有2人患有高血压。而在这个人群中，高血压的知晓率、治疗率和控制率分别为30%、25%和6%，这意味着有七成高血压朋友不知道自己得病，只有四分之一的高血压朋友得到治疗，不到一成的高血压朋友的血压得到有效控制。造成这个现象的一个重要原因就是不少高血压朋友压根就不知道自己的血压水平，相当比例的高血压朋友不经常测量血压，甚至有的从未测量过血压，从不了解自己有无高血压。

就像我们在第一章中反复提到过的那样，"狡猾"的高血压可谓是"无声的杀手"，如果听之任之，它就会在你浑然不觉中向各个靶器官"要塞"进军。小小的血压计虽然其貌不扬，但可称得上是高血压"行军步伐"的度量衡。要想掌握"敌人"的"进攻速

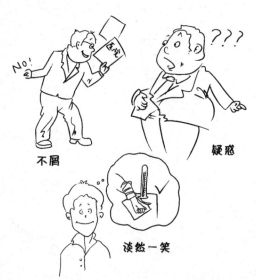

不屑

疑惑

淡然一笑

度"，血压计是必不可少的好帮手。

从2005年起，世界高血压联盟决定将每年5月的第二个周末（星期六）定为"世界高血压日"。2011年世界高血压日的主题就是"知晓您的血压和控制目标"。由此看来，高血压的知晓程度不仅在我国是个问题，在世界范围内同样如此。我们建议高血压朋友不仅要学会测血压，还要勤测血压，毕竟了解血压升高的唯一方法是测量血压。健康人同样也应该有保健意识，对自己的血压也要勤加关注：年龄大于18岁以上"正常血压"的成年人，建议每2年测一次血压；对35岁以上的人，建议每年测量一次血压；对易患高血压的人群（血压130～139/85～89毫米汞柱、肥胖、长期过量饮酒、有高血压家族史），建议每6个月测量一次血压。对老年人而言，我们鼓励学会自测血压，随时了解自己的血压动态。

因此，读者朋友们，不妨买个血压计备在家中吧，这是一笔很小的钱，但对身体来说却是一笔很有用的投资。切记："预防－检测－治疗"是成功战胜高血压的基石。

您会正确使用血压计吗？

了解了测血压的重要性，在您兴冲冲地准备买个血压计回家之前，我们还得学习一下血压计的使用技巧。

挑个血压计

工欲善其事，必先利其器。如今市场上的血压计琳琅满目，读者朋友们如何从中挑选适合家庭使用的"得力助手"呢？

目前用于测量人体血压的方法主要有三种：水银式血压计测量、电子血压计测量和有创血压测量。有创血压测量是人体血压的金标准，但测量时需要将一个压力传感器通过动脉穿刺直接置入动脉（如桡动脉或股动脉）中，测量血管里的血流压力。这种最为准确的

开篇 关爱自己，就是一剂良药

第一章 高血压，不再是雾里看花！

第二章 高血压朋友的就医路线图

第三章 高血压朋友的饮食生活

第四章 高血压朋友的日常保健

第五章 药物降压，该出手时就出手

方法如果要在家庭使用，那可真是名副其实的"伤不起"。水银式血压计是经典的血压测量工具，至今仍在医院里广泛使用，但要在家庭中使用，且不说它在使用时要将听诊器准确地放在动脉处，并且需要一定的听诊技巧，这种血压计的测量过程还很难一个人完成，因此，不适合在普通大众的家庭中普及。随着科学技术的发展，现如今，电子血压计的易用性和准确度已经有了很大的提高，它将越来越成为家庭血压测量的主要工具。

肯定会有不少读者朋友担心电子血压计的准确性。这种担心还真不是空穴来风，电子血压计市场上确实是良莠不齐，有质量好的，有质量不好的，有经过国际标准认证的，有没有经过认证的，测量的部位还有差别。

● 首先我们按照2010年的《中国高血压防治指南》的推荐，提倡应用上臂式电子血压计自测血压，而不是腕式或者手指测量血压。毕竟，大动脉部位的血压能相对直接地反映真实的血压情况。

● 其次，我们推荐使用经过国际标准认证的合格的电子血压计。哪些是认证的呢？一个是英国高血压协会（BHS），第二个是欧洲高血压协会标准（ESH），第三个是美国医疗器械协会标准（AAMI）。有这三个国际标准认证的电子血压计，就应该是"信得过产品"。

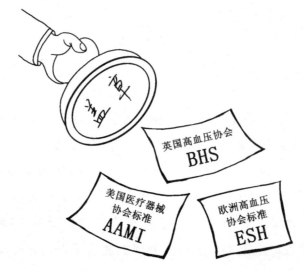

测血压：也没那么简单

有了电子血压计，似乎测血压的过程就像傻瓜相机拍照那么简单，按个按钮就轻松搞定。但要想真正做到准确测量，还有不少讲究。

使用电子血压计时，袖带的选择就很重要，一般来说，袖带的标准长度是12～13厘米，如果患者朋友的手臂过粗、袖带偏小时，测量值可能偏高，而手臂太细、袖带偏大时，测量值会偏低。袖带的宽度要求覆盖上臂的2/3。为了保证血压测量的准确，使用大小合适的袖带是很关键的一步。

在血压测量的过程中，还有不少事项需要读者朋友们注意：

1. 使用电子血压计测量血压前半小时内禁烟、禁咖啡，排空膀胱，在安静的环境中休息至少5分钟以上，以消除劳累、兴奋等对血压的影响。如运动后则必须休息30分钟再开始测量。

2. 测量血压最常用的部位是上臂肱动脉。测量时手心朝上，上卷衣袖露出上臂（衣袖要宽松）并将袖带均匀地缠在上臂，袖带的下 距肘窝约2厘米且必须松紧适度。否则缠得过紧，测得的血压偏低；而过松则偏高。测量时，应把袖带的标记布置于手臂的内侧，空气管正对着手掌的中指。

3. 取坐位测量时，坐姿要正确，身体放松，不要讲话，肘部不能离开桌面，上臂缠袖带后使袖带高度的1/2处与心脏保持在同一水平位置。

4. 测血压过程中如发现血压有异常，应等待一会重测，而不能立刻在同侧手臂测量。如果两臂血压差异比较大的时候，以高的那侧准。

关爱自己，就是一剂良药 开篇

高血压：不再是雾里看花！ 第一章

高血压朋友的就医路线图 第二章

高血压朋友的饮食生活 第三章

高血压朋友的日常保健 第四章

药物降压，该出手时就出手 第五章

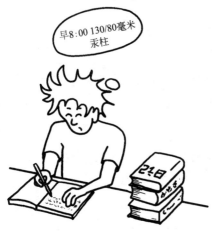

早8：00 130/80毫米汞柱

5. 正常人每天24小时中血压会有高低起伏，一般睡眠中与清晨较低，下午至睡觉前较高，所以测量血压时也要将测量时间记录下来。高血压患者如需定期监测血压，每次最好遵循一定的时间、部位、体位进行测量，以便对照。

6. 血压测量的结果最好能记录和保留，能做个高血压日记就更好了，这些都是随诊时宝贵的临床资料。

 我一到医院血压就高，这是怎么回事？

很早以前人们已经发现，在诊室中测得的血压与诊室外的血压值有一定的差异。通常是诊室中由医生测得的血压高于患者朋友在家中自测的血压值，这一现象被称为"白大衣效应"。正是由于这种"白大衣效应"的存在，不少医生建议患者朋友在家中自测血压时应该加上5毫米汞柱，比如说一个患者朋友在家中测得血压是135/85毫米汞柱，那么加上5毫米汞柱就是140/90毫米汞柱了，换句话说，如果患者朋友在家中测得的血压超过135/85毫米汞柱，就该警惕自己是否患上高血压了。

还有一些患者朋友，每次在医院或诊室内测量血压都被诊断轻中度高血压，而到了医院外的环境就判若两人，每次测量血压都正常，我们把这种情况称为"白大衣高血压"。研究发现，白大衣高血压并不少见，其发生率在10%～20%，尤其在儿童和老年人中更为常见。近些年来，随着高血压诊断及防治研究的进展，白大衣高血压越来越受到人们的重视。对怀疑存在白大衣高血压的患者，我们常常推荐进行24小时动态血压监测，如果患者诊室收缩压＞140毫米汞柱和（或）舒张压＞90毫米汞柱，而白天的动态血压收缩压＜135毫米汞柱，舒张压＜80毫米汞柱，那么就可以肯定是白大衣高血压。

白大衣高血压的出现究竟是什么在作祟呢？

● 不少学者认为白大衣高血压可能与患者产生的应激反应和警觉反应有关。这还真有些道理。有些研究表明，相比于医生，护士测血压时血压会偏低，并指出由护士测量血压有助于减少白大衣高血压的发生。该不会是护士普遍长得比医生和蔼可亲吧？

● 还有一些学者认为，白大衣高血压是高血压病的前奏，国外研究发现诊断为白大衣高血压的朋友中有70%～80%在5～6年内会发展成真正的高血压。

● 另外还有一些学者指出，白大衣高血压存在血脂、血糖等代谢紊乱，其中低密度脂蛋白、甘油三酯、胆固醇水平高于正常，高密度脂蛋白低于正常。

因此，对于诊断白大衣高血压的朋友，万不能掉以轻心，还是应该尽可能地积极改善生活方式，并严密监测随访血压变化，如发现血压升高应及时予以相应的治疗。

 我到了医院血压反而不高，又是怎么回事？

当我们了解了"白大衣高血压"的狐狸尾巴之后，还应该警惕："狡猾"的高血压还有另一种方式在人体"潜伏"——"反白大衣高血压"。顾名思义，"反白大衣高血压"的患者朋友们，在家里自测血压的时候常发现升高，而当他们满怀苦恼地来到医院，在医生面前，高血压就会把它的狐狸尾巴藏得好好的，让患者朋友们徒增困惑："怎么血压又正常了呢？"

高血压的这种"把戏"玩得多了，有经验的医生们也早就看穿了。遇到这种情况，医生常常会推荐患者朋友做个24小时动态血

关爱自己，就是一剂良药 开篇

高血压，不再是雾里看花！ 第一章

高血压朋友的就医路线图 第二章

高血压朋友的饮食生活 第三章

高血压朋友的日常保健 第四章

药物降压，该出手时就出手 第五章

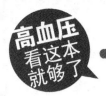
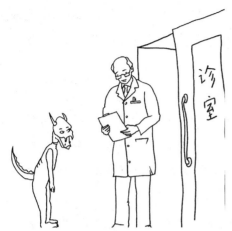

压监测。这样，"狡猾"的高血压自以为逃脱了医生视线，又开始肆无忌惮地嚣张了。通过动态血压监测，如果患者朋友的日间血压 ≥ 135/85毫米汞柱，24小时平均血压 ≥ 130/80毫米汞柱，则可以诊断为反白大衣高血压。

反白大衣高血压在不同的人群、国家、民族、年龄和性别间没有明显差异，其发病原因尚不清楚。大量文献报道证实了它与肥胖、饮酒、吸烟、咖啡因等因素有关。有些学者认为这类患者存在反常的"警觉反应"，导致在诊室时因情绪放松而出现血压下降。

如何发现反白大衣高血压是临床医生一个难题，因为我们不可能对所有来医院就诊的正常血压患者——进行动态血压监测。因此，提高公众的高血压防治意识，定期健康体检，普及家庭自测血压，是早期让反白大衣高血压露出狐狸尾巴的关键所在。

24小时动态血压监测

在前面关于"白大衣高血压"和"反白大衣高血压"的描述中我们都提到了24小时动态血压监测，想必，聪明的读者朋友们已经意识到这么做的好处了吧。

人的血压时刻都在波动，最简单的例子就是：活动时血压升高，休息时血压降低。一般而言，白天时血压偏高，有两个高峰时段，分别在上午8点至10点、下午4点至6点。夜间睡觉时血压降低，在没有使用降压药的前提下，睡眠可以使血压下降10% ~ 20%左右。这种血压波动与交感–迷走神经活动有关。白天时交感神经兴奋性增高，心血管系统兴奋，心率和血压也随之攀升；夜间迷走神经兴奋性增高，抑制心血管系统的活动，表现为心率和血压下降。如果把一天中的血压波动描记成一张曲线图，正常曲线呈长柄勺状。

目前在我国，24小时动态血压监测的好处已被越来越多的医生和患者所认识。目前使用最多的是无创血压测量法，以24小时为一次记录周期，一般把白天时间设置为上午6点到晚上10点，每15～20分钟测量一次血压，夜间时间设置为晚上10点到次日上午6点，每20～30分钟测量一次。为了保证测量数值的有效性，检查前患者朋友应学会对袖带松紧和移位的处理，能够自行检查和调整。

在检查结果的解读方面，多采用的正常值是：24小时平均血压＜130/80毫米汞柱，日间平均血压＜135/85毫米汞柱，夜间平均血压＜125/75毫米汞柱。

有了24小时动态血压监测这样的"法宝"，白大衣高血压和反白大衣高血压自然也就乖乖地原形毕露。24小时动态血压监测的好处还不仅限于此，有了它的帮忙，我们还能：

● 更好地评估高血压朋友服用药物的治疗效果，避免血压像"坐过山车"那样忽上忽下；

● 观察患者朋友的血压波动是否符合长柄勺状，非长柄勺状的血压波动是空腹血糖损害及代谢综合征的预测因素；

● 协助发现晕厥原因，发现高血压朋友是否存在体位性低血压。

被诊断高血压了，我还要做哪些检查呢？

我的高血压严重吗？

患者朋友来医院看病，最关心的不外乎两个问题：我得了什么病？我的病严重吗？高血压的朋友也是如此，当医生测完血压，很

关爱自己，就是一剂良药　开篇

高血压，不再是雾里看花！　第一章

高血压朋友的就医路线图　第二章

高血压朋友的饮食生活　第三章

高血压朋友的日常保健　第四章

药物降压，该出手时就出手　第五章

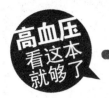

肯定地告诉患者患上高血压之后，患者朋友的下一句话就该是："大夫，我的高血压严重吗？"

很遗憾，对于这个问题，医生只能告诉您血压升高的程度，至于是否严重，还得进一步做些分析。

看到这，也许有些读者朋友眉心一皱：又要做一堆检查了吧？呵呵，还真不是，我和大家一样反对开出一些"大筛查"。无论什么年代，问诊和体格检查都应该是医生诊治疾病的第一步。

现代医学早已脱离了光凭听诊器看病的年代，各种更敏感、更精确的仪器和检查手段层出不穷，有些医生甚至很多病人都觉得问诊和查体似乎可有可无了，实则不然。不管检查手段如何先进，说到底都只是辅助检查罢了，看病的主体是医生，检查手段只是为了去验证医生的判断而已。

医生判断您高血压的时候，一般来说，会问您：

- 发现血压高有多久了？血压高时有什么不舒服？
- 以前得过其他什么疾病吗？
- 家里有人得高血压吗？
- 做什么工作？
- 平时做什么运动吗？
- 有吸烟、喝酒的习惯吗？……

这些问题，可不是简单的聊聊家常，一定要把能提供的信息详尽地告诉医生。

接下来，医生在判断完您的身体胖瘦之后，就该轮到听诊器出场，进行体格检查了。面对高血压的朋友，医生在查体时会有一些重点：

- 医生会把听诊器放在颈部、胸部和腹部，听听颈动脉、心血管和肾动脉区有无血管杂音和心音变化；
- 医生还会用手指尖在左前胸部围着心脏区域叩击，那是在检查心脏的大小；

- 腹部检查时，医生用双手在腹部触压，看看有无腹部肿块；
- 最后，医生还会在您的小腿前侧按压，看看有无水肿，若有，那可能是肾脏功能下降或者是一些药物（如钙离子拮抗药）的副作用了。

收获了问诊和查体的信息，医生就可以更有针对性地开具检查，对怀疑存在继发性高血压的患者朋友做筛查，对可疑靶器官受损的部位进行靶器官评估。

 用于排除继发性高血压的检查

在美国纽约东北部的撒拉纳克湖畔长眠着一位名不见经传的特鲁多医生。他不是院士，也没有获得过诺贝尔奖，但他的墓志铭却久久流传于人间，激励着一代又一代的行医人："To Cure Sometimes, To Relieve Often, To Comfort Always" 中文翻译也是简洁而富有哲理："有时，是治愈；常常，是帮助；总是，去安慰"。高血压这种疾病，大部分情况下谈不上治愈，我们只能通过改善生活习惯，或者加上点药物的帮助，让患者朋友摆脱高血压的困扰。但有时候，我们还真能让一部分高血压患者彻底和高血压说再见，那就是一部分继发性高血压患者。

并不是每个高血压朋友都要挨个检查一遍有没有继发性因素，毕竟90%～95%的患者都还是"规规矩矩"的原发性高血压。对一个上了年纪的老年朋友，血压的升高已经有年头了，服上药物后血压控制很平稳，似乎也就没有太多理由再去"刨根问底"地发掘继发性因素。但如果在就诊过程中医生发现了一些"蛛丝马迹"，自然也不应该放过这些线索，比如：

- 严重或顽固性高血压；
- 年轻时发病；
- 原来控制良好的高血压突然恶化；

关爱自己，就是一剂良药 开篇

高血压，不再是雾里看花！ 第一章

高血压朋友的就医路线图 第二章

高血压朋友的饮食生活 第三章

高血压朋友的日常保健 第四章

药物降压，该出手时就出手 第五章

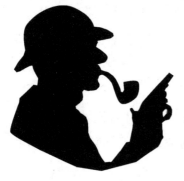

- 突然发病；
- 合并周围血管病的高血压；
- 阵发性高血压。

当这些"狐狸尾巴"在医生面前若隐若现的时候，怎么办？这时候，医生就要充当福尔摩斯，利用现代医学的武器让"元凶"束手就擒。

直击命门——肾脏疾病的筛查

在前一章中，我们提到过，继发性高血压的"幕后黑手"最喜欢藏匿的地方是肾脏。肾实质病变引起的高血压约占所有高血压患者的5%，其发病率仅次于原发性高血压而居第2位。几乎所有的肾脏疾病都会导致高血压。医学福尔摩斯在搜索过程中，自然不会错过这个"敌方据点"。

肾脏不像心脏，有怦怦跳的感觉，也不像胃，吃得太饱就会有胀满的感觉；它任劳任怨，默默地扮演着体内"清道夫"的角色，过滤并清除代谢产物。正因为如此，它所受的伤害也是无声的。大部分的肾脏疾病，如果持续时间大于等于3个月，都可诊断为慢性肾病。慢性肾病是一个发展缓慢的疾病，若未能及时有效诊治，可导致病情恶化进展或随病程迁延，发展成为慢性肾功能不全、肾衰竭，最终形成尿毒症。

肾小球是肾脏这座"清洁工厂"里的"勤劳工人"，它们的工作效率决定了工厂的效益，这个工作效率我们用"肾小球滤过率"来表示。临床应用时，我们常常给患者朋友抽血测定血清肌酐，由此来估算"肾小球滤过率"。肌酐是人体产生的物质，它被肾小球滤过后，在肾小管几乎不会重吸收入血，随着尿液排出体外。如果肾小球的工作效率低下，随尿液排出的肌酐减少，留在血清中的肌酐就会顺其自然地增加。因此，肾实质受损导致高血压发生时，患者的血清肌酐水平常常上升。需要注意的是，由于长期高血压也可以引起肾脏损伤，同样会导致血清肌酐上升，这时候，医生就要动脑子区分一下"鸡生蛋、蛋生鸡"的问题了。

临床上，我们也可以通过留取24小时尿液，测定其中的肌酐，以此除以血中的肌酐浓度，得到肌酐清除率，同样可以评价肾功能水平。还可以通过静脉注射适量放射性核素，利用它能迅速通过肾脏分泌和排泄的原理，可用来测定肾脏大小、血流和肾小球滤过率。

如果一位高血压患者朋友出现了难以控制的高血压、血管杂音、反复发作的突发性肺水肿、其他血管床的动脉瘤，或有吸烟史等征象时，我们会警惕有无肾动脉狭窄。严重的肾动脉狭窄，用听诊器隔着肚皮就能在肾动脉区域听到血管杂音。所谓眼见为实耳听为虚，为了证实我们的听诊，现代化的检查仪器，比如超声波检查、CT血管成像技术、磁共振血管成像、动脉造影、数字减影血管造影（DSA）等等，都会让肾动脉狭窄明明白白地呈现在我们眼前。

剥丝抽茧——内分泌系统的筛查

人体的各种激素是看不见摸不着的，继发性高血压藏匿在内分泌系统时，也是大大增加了搜索难度。但万变不离其宗，医学福尔摩斯们早已在与内分泌疾病的抗争中总结出两条搜索原则：定性和定位。说白了，定性就好似在探案过程中找出罪犯的身份证，定位就是找到罪犯的住址。在内分泌性高血压的"办案过程"中，我们同样遵循这两条法则。

【原发性醛固酮增多症】

当我们遇到患者朋友存在中重度血压升高，合并低血钾或者小剂量利尿药可诱发低血钾，甚至有原发性醛固酮增多症家族史时，我们就会把"原发性醛固酮增多症"列入继发性高血压的"嫌疑犯"名单。

关爱自己，就是一剂良药　开篇

高血压，不再是雾里看花！　第一章

高血压朋友的就医路线图　第二章

高血压朋友的饮食生活　第三章

高血压朋友的日常保健　第四章

药物降压，该出手时就出手　第五章

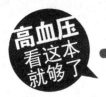

这个疾病就是因为过量的醛固酮引起潴钠排钾，血容量增多，引起体重增加和血压升高。因此，要想确定这个"嫌疑犯"的身份，只要通过血液检查得知血中醛固酮值升高，肾素值下降，也就八九不离十了。大部分情况下，这名"嫌疑犯"还比较老实，总是呆在肾上腺"老巢"，那么接下来，我们只要直捣黄龙，借助超声波、CT等影像学手段帮我们确定一下就搞定了。

【库欣综合征】

80％左右的库欣综合征患者合并高血压。这位继发性高血压的"嫌疑犯"在犯案过程中留下了许多痕迹：向心性肥胖、满月脸、水牛背、皮肤紫纹、毛发增多等，因此，医学福尔摩斯要怀疑上它并不是一件难事。

库欣综合征的诸多变化的根源在于体内皮质醇激素的增多。要想确定它的身份也不难，测定一下24小时尿游离皮质醇、小剂量地塞米松抑制试验也就可以定性了。但由于这名"嫌疑犯"的狡兔三窟，给我们的搜索工作带来一定的难度。在后续的搜索中，我们可能还会用到地塞米松－促肾上腺皮质激素释放激素联合试验、血清皮质醇昼夜节律检测、大剂量地塞米松抑制试验，甚至双侧岩下窦插管取血等手段帮我们寻觅这名"嫌疑犯"藏匿的部位，然后通过影像学（超声、CT、MRI等）证实垂体、肾上腺、胸部部位有无异常的发现。

【嗜铬细胞瘤】

由于嗜铬细胞瘤间歇或持续释放过多的儿茶酚胺进入血液循环，导致血压阵发性或持续增高，发作时，收缩压可大于200毫米汞柱，舒张压可大于120毫米汞柱，患者常常伴有心悸、气促、面色苍白、大量出汗、视物模糊等症状。要想确认这名"嫌疑犯"的身份，可以在血液和尿液中测定儿茶酚胺及其代谢物香草基杏仁酸（VAM）。

常常驻扎在肾上腺的嗜铬细胞瘤逃脱不了各种影像学的火眼金睛，但有时候这位"嫌疑犯"并不住在它的"老巢"，寻找时就要费一番工夫了。

【甲状腺和甲状旁腺疾病】

甲状腺功能亢进症、甲状腺功能减退症、甲状旁腺功能亢进症这几种疾病，也是我们在第一章中见识过的继发性高血压的"幕后黑手"。其实，就这几种疾病而言，高血压并非它们的突出表现，比如甲状腺功能亢进症，患者朋友们更突出的表现在于甲状腺肿大、食欲亢进、体重减轻、心动过速，情绪容易激动，怕热、出汗、手抖等不适，凭着这些症状，医学福尔摩斯们不难判断出"嫌疑犯"的真实身份，抽血查一下甲状腺功能就一目了然了，而高血压的发现往往只是揪出这名"嫌疑犯"时的副产品。甲状腺功能减退症和甲状旁腺功能亢进症也是类似，高血压不是最具特征的表现，凭借原发疾病的一些症状，抽血查甲状腺功能和甲状旁腺功能后，诊断上并没有太大困难。

其他继发性高血压的筛查

不怕做不到，就怕想不到，医学福尔摩斯们的探案也是如此。在继发性高血压的筛查过程中，有时候，患者的外貌特征，一个神态，一个动作，一串语言……都可能成为医学福尔摩斯们想要的证据，细心的问询和查体进一步丰富了这些证据，当这些证据通过逻辑推理都指向一个结果时，继发性高血压的"嫌疑犯"也就插翅难飞了。

比如主动脉缩窄，当一个年轻的高血压患者前来就诊时，如果医生发现他（她）的股动脉搏动减弱，下肢血压低于上肢血压，腹部听诊可以听到响亮的收缩期血管杂音，诊断就基本胸有成竹了。通过血管超声和动脉造影检查就能进一步证实。

关爱自己，就是一剂良药 开篇

高血压，不再是雾里看花！ 第一章

高血压朋友的就医路线图 第二章

高血压朋友的饮食生活 第三章

高血压朋友的日常保健 第四章

药物降压，该出手时就出手 第五章

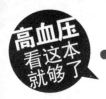

再比如睡眠呼吸暂停低通气综合征，当一个体型较胖、脖子短粗的高血压患者向医生诉说打鼾的苦恼时，医生会推荐他（她）进行一下多导睡眠监测，很可能，他（她）的高血压就源于此。

有时候，患者朋友们会提起他们服用的药物，医生们也会留个心眼：这也可能是继发性高血压的"嫌疑犯"！比如糖皮质激素、性激素、非甾体抗炎药等可能导致盐分和水分在体内潴留；抗抑郁药、可卡因、鼻黏膜血管收缩药等可能导致交感神经兴奋，从而进一步诱发高血压，这样的话，只要减少不必要的药物，或者替换可疑的药物，就可能让高血压的烦恼解除。

用于筛查高血压靶器官受累的检查

高血压就像一颗颗子弹，朝着人体的几个重要器官——肾脏、血管、心、脑和视网膜——不停地"瞄准—射击"，我们就把高血压最常引起损害的器官形象地称为"靶器官"。高血压"靶器官"概念的提出是具有里程碑意义的事情，使人们的目光从狭隘的血压关注，发展为对心、脑、肾等器官的全盘关注。高血压的危害，在于恐怖的并发症、严重的靶器官损伤，它们导致患者生存质量直线下降。因此，如果能够更早、更快、更准地明确靶器官损害状况，无疑是有效治疗的强力助推器。对每一个初来乍到的高血压朋友，有针对性地进行靶器官检查，有助于防微杜渐；对每一个有一定年头的高血压朋友，定期进行靶器官检查，

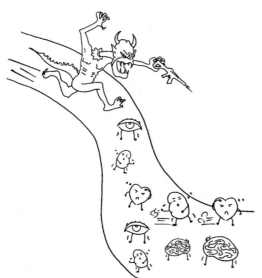

也好过亡羊补牢。接下来，我们不妨来看看常用的靶器官检查都有哪些。

最应关注的——心血管损害检查

不少关心身体健康的读者朋友应该知道：心血管疾病已经成为现代社会的首要死亡原因，心血管疾病的主要危险因素包括高血压、血脂代谢紊乱、糖尿病和吸烟。吸烟是心血管疾病的"催化剂"，也是血压攀升的动力，血脂紊乱和糖尿病的帮凶。而高血压、血脂代谢紊乱和糖尿病这三者，常常是"狼狈为奸"，当它们组成"团队"时，对心血管的危害远大于"1+1=2"的模式，会使心血管疾病的风险成倍增加。

当高血压患者在筛查心血管系统的损害时，医生们往往先小处着眼，从血脂和血糖的检查开始，再评估大动脉粥样硬化程度，最后进行检查给心脏的功能打个分。

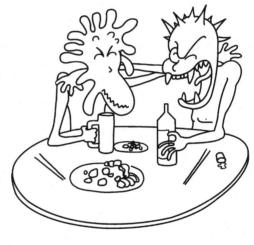

高血压和血脂代谢紊乱之间有着莫大的联系，血脂异常会损害动脉血管内皮功能，而动脉的收缩性在很大程度上受到血管内皮功能的调节。当血管内皮功能受损时，动脉血压也将受到牵连。而"高压血流"的冲刷又会损伤血管内皮，让脂质更易沉积，形成动脉粥样硬化。我们所要进行的血脂评估包括总胆固醇、甘油三酯、低密度脂蛋白和高密度脂蛋白这四种。前面三种都是"坏"的血脂，它们的升高会增加心、脑血管疾病的风险，而高密度脂蛋白和血脂家族中的其他成员不同，是一种弃暗投明的"好"血脂，它的升高有利于减少心脑血管事件的发生。

关爱自己，就是一剂良药 开篇

高血压，不再是雾里看花！ 第一章

高血压朋友的就医路线图 第二章

高血压朋友的饮食生活 第三章

高血压朋友的日常保健 第四章

药物降压，该出手时就出手 第五章

　　糖尿病对大家而言，应该并不陌生。患上糖尿病的朋友，就好比全身的大小血管浸泡在糖水中腐蚀，也是心脑血管疾病的主要危险因素，如果再合并高血压，患者无疑处在双倍的危险境地。医生们在评估高血压的危险度分级时，也是对糖尿病格外重视，但凡是合并糖尿病的高血压朋友，几乎都可以列入"很高危"这一危险度分级。糖尿病的筛查包括空腹血糖测试和随机血糖测试，若空腹血糖大于7毫摩/升，可拟诊糖尿病，再配合随机血糖测试，若随机血糖大于11.1毫摩/升，则可诊断糖尿病。对糖尿病的诊断存有疑问时，可以进行糖耐量测试（OGTT），根据空腹和餐后2小时的血糖值来判定。

　　血管是高血压的重点袭击对象，主要表现为动脉粥样硬化。因此，大动脉粥样硬化程度也是医生们所关心的。颈动脉超声检查也就由此应运而生，通过超声检查，医生们可以很直观地看到颈动脉的通畅性和血流速度，从而评价血管是否存在动脉粥样硬化、狭窄甚至闭塞，其中颈动脉内膜中层厚度（IMT）和颈动脉斑块更是对未来心脑血管事件有着很好的预测价值。

　　长期的高血压也让心脏"倍感压力"，久而久之，会导致左心室肥厚，进而出现左心室扩大和心功能不全。当我们给心脏做"体检"时，最常用的手段是心电图和超声心动图。长期的高血压，出现左心室肥厚时，在心电图上的表现多为左心室高电压，伴或不伴ST段和T波的改变。这个检查简单快捷，但在高血压早期，往往心电图表现是正常的，其实心脏的结构功能已经在悄悄地变化。这时候，要想知道心脏是否受到损害，就轮到超声心动图大显身手的时候啦，它可以早期发现心脏结构的变化，还可以通过测定左心室收缩和舒张功能评估心功能，对高血压朋友的临床评估有着重要意义。

不可忽视的——肾脏损害检查

　　高血压和肾脏病变的关系就像"鸡生蛋，蛋生鸡"，肾脏病变可以引起血压异常，而长时间的高血压也会带来肾脏的损害。有研究表明，高血压患者中出现肾功能不全的人数占相当的比例，约18%的原发性高血压患者最终出现肾功能不全。肾功能不全继续恶化，最终会导致需要进行透析治疗的终末期肾病。美国肾脏病学会的统计资料表明，每13例高血压患者中就有1例发展成终末期肾病。高血压造成的终末期肾病以65岁以上的老年人为主，男性较女性更容易发生。事实上，我国的高血压患病率逐年攀升，终末期肾病正在成为影响我国高血压患者生命和生活的主要损害之一。

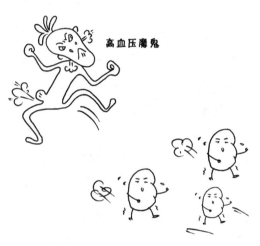

高血压魔鬼

看完前面的章节，相信大部分读者朋友都知道，要想了解高血压是否影响到肾功能，可以通过血清肌酐的检测获得。的确如此，在进行高血压肾脏损害的筛查时，肌酐是医生们关注的焦点之一。但是，我们也知道，肾脏任劳任怨，默默承受着伤害，到我们发现肌酐升高才翻然悔悟，肾脏损害往往已经较严重了。而尿液是肾脏"一手操办"的，它山之石可以攻玉，尿液的检查给我们带来的信息有时比血液检查来得更及时、更丰富。

高血压这匹"脱缰的野马"，若让它肆无忌惮地驰骋4～5年，尿常规检查中就可能出现蛋白尿，这是早期肾脏损害的提示。正常情况下，人体的尿中蛋白含量很少，即使是24小时尿蛋白定量，也仅仅在20～80毫克，如果大于0.15克则确定为蛋白尿。长期高血压的患者朋友由于肾脏缺血缺氧，可先出现肾小管损害，随后出现肾小球损害，溢出的蛋白尿以肾小管性蛋白尿为主。由于尿中的蛋白成分有很多种，白蛋白为其中一种，健康人尿中含量极

开篇　关爱自己，就是一剂良药

第一章　高血压，不再是雾里看花！

第二章　高血压朋友的就医路线图

第三章　高血压朋友的饮食生活

第四章　高血压朋友的日常保健

第五章　药物降压，该出手时就出手

少，每升尿中白蛋白含量不超过20微克，故又称微量白蛋白，尿微量白蛋白测定可以检查出更早期的肾脏损害，是判断高血压肾损害时临床上常用的敏感又可靠的指标。其他提示高血压肾损害的早期指标还有：尿 β_2 微球蛋白、N-乙酰-β 氨基葡萄糖苷酶和尿异型红细胞等。

见微知著的——眼底检查

"高压血流"在血管里冲刷，越小的血管受到的损害也越早，比如说肾小球这样的小血管团就是在"高压血流"的持续作用下被毁掉的。其实我们在肾脏损害的筛查中还少讲了一点：那就是，为了直观了解肾脏在高血压危害下的损害程度，还可以做一个经皮肾穿刺，获取少许肾脏组织，在显微镜下直接观察肾小球和肾小血管的病变。但这样的检查毕竟是有创检查，不易作为高血压靶器官检查的常规。那么，为了了解高血压对微小血管的损害程度，我们有没有别的窍门呢？

这时候，该轮到眼科医生登场了！眼科医生会用一个叫做眼底镜的工具，对着您的眼睛观察，视网膜上的血管损害便可以"尽收眼底"。管中窥豹，略见一斑，了解了视网膜的血管损害，也就可以见微知著地认识到全身微小血管的损害程度。

高血压导致的视网膜病变可分为四级。

Ⅰ级：视网膜动脉变细；

Ⅱ级：动脉交叉压迫；

Ⅲ级：眼底出血或棉絮样渗出；

Ⅳ级：出血、渗出，伴有视盘水肿。

眼底的血管损害在早期时，如果患者朋友积极控制血压有可能完全好转。但长期持续高血压导致的眼底病变可就没那么简单了，即便恍然大悟开始认真控制血压也可能为时已晚，病变已然不能恢复。

治疗的基础是改善生活习惯

　　诊断了高血压，在医院完成了检查，接下来，就该谈谈治疗了。高血压的治疗强调综合治疗，包括非药物治疗和药物治疗两方面。非药物治疗也就是通过改善自身的生活方式，以达到控制血压和减少心脑血管疾病风险的目的。可不要小瞧非药物治疗，这可是高血压治疗的基石。如果没在改善生活习惯方面下足功夫，仅药物的力量就显得单薄。

不是"降低"血压，而是"控制"血压

　　请注意上面那段话，我们提到了"控制血压"这四个字，那么，究竟怎样做才算控制血压呢？

　　读者朋友可能会这样认为，高血压不就是血压升高吗？那么，把血压给降下来不就可以了吗？这个观点，说对，也不对。

　　的确，升高的血压我们是要想办法把它降下来的，但过犹不及，一味地追求低血压值可能反而会适得其反。20世纪90年代的一些临床试验提示：在高血压的治疗中可能存在"J"点，也就是说，在一定范围内将血压降低能够降低心脑血管事件的风险，但如果血压，尤其是舒张压下降到某个数值以下，心脑血管事件的风险反而增加。很多研究者质疑"J"点的存在，新的循证医学和高血压指南也没有证实或强调这一现象。但对一些高血压朋友，尤其是老年朋友来讲，

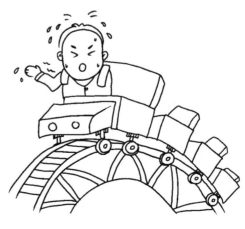

开篇
关爱自己，就是一剂良药

第一章
高血压，不再是雾里看花！

第二章
高血压朋友的就医路线图

第三章
高血压朋友的饮食生活

第四章
高血压朋友的日常保健

第五章
药物降压，该出手时就出手

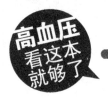

血压降得过低确实可能难以耐受。因此我们的治疗目的应在高血压朋友能够耐受的前提下，设法把血压稳定在较低的"正常"范围内。

另一方面，血压值是时时变化的。我们不希望血压像"坐过山车"那样忽上忽下，而是尽可能稳定在目标范围内。大幅度的血压波动对于靶器官的影响不亚于高血压。

由此可见，所谓"降低血压就万事大吉"的想法是片面的。稳定血压是高血压治疗的新策略，这就是我们一直强调的"控制血压"。

 ## 血压控制的好坏，关系您今后的人生

许多高血压朋友可能会有这样的想法："高血压是慢性病，不会一下子恶化的，再说也没听过谁光是因为高血压而死亡的，就高那么一点也没什么关系吧？"

看完前面的章节，您可能会了解，单纯的血压高并不可怕，可怕的是那些林林总总的靶器官损害和并发症。这些疾病可是会明显降低高血压朋友的生活质量的。

所幸的是，这些靶器官损害和并发症都是可预防的。如果您是高血压患者，从今天起，就开始认真对待自己血压吧。在今后的日子里，也请您一定坚持下去，不要松懈对血压的控制。因为一旦您放松警惕，并发症的种子可能又会重新发芽，您之前所做的努力也会付诸东流。

其实，控制血压也不是什么难事，不少高血压朋友会有这样的体会：万事开头难，血压的控制也是如此，只要能够坚持下来，到了后期也就形成一种习惯了。

 ## 饮食疗法：少盐，适当的热量和均衡的营养

饮食疗法，就是纠正过度饮食，养成健康饮食习惯的治疗方法。

对高血压朋友而言，最重要的就是控制钠盐摄入。别忘了，我们在第一章中就提过，食盐可是高血压不折不扣的催化剂。此外，适度的饮食热量，对于健康人生的筑造是十分必要的。

饮食疗法还强调在把握进食量的同时实现均衡的营养。吃得多，什么都吃，固然能保证营养不缺乏。但饮食疗法所追求的是合适的热量和均衡的营养，可以简单地理解为"吃得刚好"。我们不主张为了减少热量的摄入而大量削减某一种食物，这样很可能造成营养不均衡。

关于这部分内容，我们会在第三章中详细探讨。

 ## 运动疗法：生命在于运动

高血压的朋友通过合理的体育锻炼可以使血压有所下降，并减少某些并发症的发生，坚持体育锻炼对高血压的预防和治疗都是有益的。

运动疗法有两方面作用：第一，消耗多余的能量；第二，促进良性循环，养成善于利用能量的体质。

在很早以前，我们的祖先和野生动物是一样的，为了生存需要吃足够的食物，然后通过活动消耗食物中的能量，保持着良好的能量"出"、"入"平衡。而现在的人们每天大多数时间处于"静止状态"，没能处理好能量的"出"、"入"关系。我们之所以提倡运动疗法，就是希望高血压朋友回归自然、健康的生活方式，调整好能量平衡。

在本书第四章中，我们将详细介绍什么样的患者朋友适合什么样的运动，并让读者们了解运动时必要的防护措施。

 ## 药物疗法：该出手时就出手

通过饮食疗法和运动疗法，血压仍没有"及格"的高血压朋友，

关爱自己，就是一剂良药 开篇

高血压，不再是雾里看花！ 第一章

高血压朋友的就医路线图 第二章

高血压朋友的饮食生活 第三章

高血压朋友的日常保健 第四章

药物降压，该出手时就出手 第五章

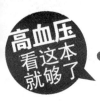

以及一开始血压就"高高在上"的2级以上高血压朋友，我们就该考虑让药物来帮帮忙，让血压不再"高人一等"，让自己轻松洒脱一些。

降压药物治疗可以有效地降低心血管疾病的发病率和病死率，防止脑卒中、冠心病、心力衰竭和肾脏疾病的发生和发展，能大大改善高血压朋友的预后和生活质量。

关于药物使用的知识，我们将在第五章中告诉大家。

第三章

高血压朋友的饮食生活

- 饮食疗法要从三处着眼：少盐、限制热量和营养均衡
- 限制热量，轻松搞定
- 营养均衡巧降压
- 高血压朋友的食谱举例

饮食疗法要从三处着眼：少盐、限制热量和营养均衡

 所有高血压朋友都需要饮食疗法

自古以来，"民以食为天"，饮食在人们的日常生活中占着极其重要的地位。《本草纲目》作为我国医学的瑰宝，很多篇幅中都透着"医食同源"的思想。对大多数高血压朋友而言，"饮食控制"，很可能就是医生给您开出的第一张处方。

但我国的很多患者到医院看病，总是抱着"打几针，吃些药，病能好得快些"的想法，而对于医生反复交待的"控制饮食"，往往含糊了事，甚至有些患者朋友会觉得被"糊弄"了。但您还真别低估了饮食疗法，事实上，它可是高血压治疗的基石。道理很简单：解铃还须系铃人，既然在一定程度上，高血压就是"吃出来"的病，那么，我们可以想办法通过改变饮食习惯把它给控制住。

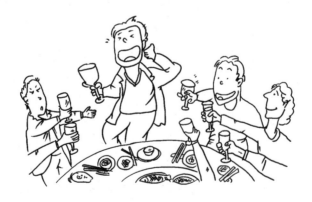

在您不知不觉中，生活习惯影响着血压，而饮食作为生活习惯的重要组成部分，更值得高血压朋友们格外注意。说起来高血压为什么容易在一个家族中发生，除了遗传因素外，还和一家人的共同

生活习惯相关。比如一家人都喜欢吃口味重的食品，喜欢大块吃肉、大碗喝酒，摄入的盐分、脂肪、热量统统超标，长此以往，血压自然容易"高人一等"。所有的高血压朋友在诊断了高血压之后，都需要着眼于饮食疗法，久而久之，不仅对自己的血压会起到潜移默化的作用，对自己的家人也有着教育和保健的意义。

做个小测试吧，看看自己的饮食生活是否达标（表3-1）。

表3-1　自我测试：您的饮食生活是否达标？

请给自己打个分吧	是（2分）	不确定（1分）	不是（0分）
1.一日三餐，顿顿规律			
2.注意营养均衡			
3.吃饭吃到"八分饱"			
4.很少在临睡前吃夜宵			
5.吃饭细嚼慢咽			
6.喜欢清淡饮食			
7.很少外出就餐（少于每周1次）			
8.很少吃薯片等膨化食品（少于每周1次）			
9.平时很少吃零食			
10.不经常吃咸菜、榨菜			
11.不喜欢油炸食品			
12.很少吃虾皮、鱼干等咸味海珍			
13.每天都会吃点蔬菜			
14.除非不得已，否则不会吃方便面这类食品			
15.时不时会吃些粗粮			
16.经常食用海藻和蘑菇类食品			
17.比起红肉，更喜欢吃鱼			
18.平时喜欢吃豆类食品			
19.经常用切片面包当早餐			
20.不食用荞面和拉面汤			
总计			

注：项目1～5询问您的整体饮食习惯；

项目6、10、12、14、19、20询问您的日常饮食中是否盐分摄入过多；

项目7～9询问是否经常食用速食食品——这些与高血压、动脉粥样硬化和肥胖大有干系；

项目11、13询问平时是否吃饭油腻，是否喜欢素菜；

项目15～18询问是否食用对高血压和动脉粥样硬化有一定预防功效的食品。

关爱自己，就是一剂良药　开篇

高血压，不再是篱里蓄花！　第一章

高血压朋友的就医路线图　第二章

高血压朋友的饮食生活　第三章

高血压朋友的日常保健　第四章

药物降压，该出手时就出手　第五章

在上述问答中，如果您的总分是：

0～12分：您的饮食习惯对高血压的病情控制十分不利，亟待更正。

13～25分：您平时不十分重视良好的饮食习惯，改善饮食生活，对您高血压的控制可能会有意想不到的效果。

26～32分：平时的饮食习惯仍有许多值得改善的地方，需要更加重视。

33～39分：平时的饮食习惯算是及格，但并非完美，好好发掘一下，让自己的血压"再下一成"。

40分：应该说，您平时注意保健，高血压的饮食生活，您做得很好！

通过规律的饮食来降低血压

提到饮食疗法，不少高血压朋友可能会考虑："是不是要吃些特别的东西？"、"有什么降血压的饮食偏方吗？"……事实上，没那么神秘。预防和改善高血压的基本饮食疗法归纳起来就三个要点：①减少食盐摄入；②避免过量饮食；③均衡营养。

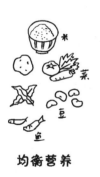

均衡营养

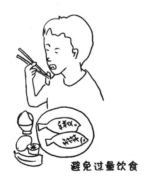

避免过量饮食

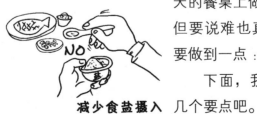

减少食盐摄入

这三点要说简单倒也十分简单，毕竟您只需要在您每天的餐桌上做一些增减罢了，但要说难也真难，因为您还要做到一点：持之以恒！

下面，我们就来看看这几个要点吧。

限制盐分绝非"盐"过其实

第一章的内容，读者朋友应该记得，我把食盐比作高血压的"催化剂"，这绝不是言过其实。高盐饮食和高血压的发病密切相关，是流行病学研究证实的确凿无疑的事实。世界卫生组织建议每人每日食盐用量5克为宜，而目前我国居民食盐摄入量过多，平均值是世界卫生组织建议值的2倍以上，部分"口味偏重"的北方居民更是达到这个值的3倍。

研究表明，每人每天增加2克食盐摄入可导致血压升高1～2毫米汞柱，而对于部分钠感受性强的高血压朋友而言，限制食盐

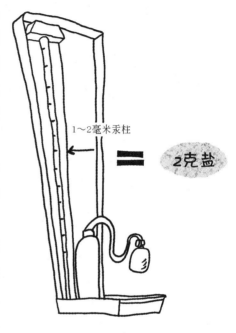

1～2毫米汞柱 = 2克盐

摄入后，收缩压可下降2～8毫米汞柱，甚至有些高血压朋友仅靠限制盐分就可以使血压降到正常值。减少食盐的摄入量，除了具有直接的降压功效外，还有助于增加降压药物如利尿药的降压效果。您瞧，只要轻松地给生活做个"减法"，血压也会尽在掌握，何乐而不为呢？

说到这个"减法"，北方的朋友们付出的努力可要多一些。为了达到世界卫生组织的推荐值，北方居民的每日用盐量大致要减少1/2，南方居民每日减少1/3。大多数南方居民将盐分直接减到少于6克后，倒还算适应，而北方的居民可能就要煎熬一段"索然无味"的日子了。为了让北方居民做好这个"减法"，我们推荐阶梯式的减盐方案，比如说先将盐分减到每日8克，适应一段时间后再减到每日

关爱自己，就是一剂良药 开篇

高血压，不再是雾里看花！ 第一章

高血压朋友的就医路线图 第二章

高血压朋友的饮食生活 第三章

高血压朋友的日常保健 第四章

药物降压，该出手时就出手 第五章

6克，如果可能，再适应一段时间后将盐分继续减少到小于6克。若能达到世界卫生组织建议的每日5克的标准，那么，恭喜您，控制血压的第一步您已经及格了。

 ## 精准减盐有窍门

2006年起，世界卫生组织就推荐了每日5克盐的用量，一晃6年时间过去了，很多的我国家庭仍不能精确地掌握这样的用量，一些口味偏重的北方居民不但炒菜爱放盐，还喜欢吃腌制食品，日常佐餐的酱豆腐、咸菜、面酱等调味品也进一步增加了盐的摄入。如此，血压的良好控制依然是个美好的愿望。食盐过多的危害不能再忽视了，希望读者朋友们从今天开始，学一学减少食盐摄入的诀窍。

人一天需要多少盐?

我国人摄入的食盐量多，一方面与长期以来的饮食文化有关，另一方面，可能源于一个观念："盐少吃了会没力气。"

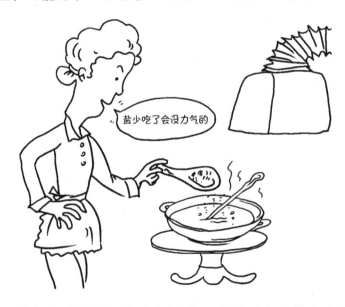

不知道各位读者是否也这么认为，或是听家里的老人说过这句

话。在我小时候，外婆在做饭时也总是把这句话挂在嘴边，然后往锅里大把撒盐。事实上，这个观念已经过时了。

食盐的化学成分是氯化钠，其中的钠元素是我们身体不可缺少的一种元素，它的功能是，调节体内水分与渗透压，增强神经肌肉兴奋性，维持酸碱平衡和血压正常功能。之所以会存在"盐少吃了会没力气"的说法，是因为过去做重体力劳动的人多，大量盐分以汗液的形式排出，所以才需要多补充盐分。而现在，不用说脑力劳动者，就是不少体力劳动者的工作，也由于机械化的普及和环境的改善，不会在工作时大量出汗，因此也就没有必要每天摄入那么多盐分啦。

人体需要的钠主要从食盐、食物和饮水中来。食盐、酱油、味精、酱和酱菜、腌制食品等可以提供较多的钠，肉类和蔬菜也可以提供少部分钠。正常成人每天钠需要量大致为2.2克。我国成人一般日常所摄入的食物本身大约含有钠1克，需要从食盐中摄入的钠为1.2克左右。食盐中的钠占其重量的39.33%，因此，一般情况下，在每天食物的基础上，摄入3.05克食盐就达到人体钠的需要。这也就是世界卫生组织建议的每日食盐不超过5克的依据。

警惕"藏起来"的盐

5克的食盐究竟有多少？告诉大家一个感性的认识：把普通的啤酒盖去掉胶垫，盛满一平盖的食盐大约就是6克，如果不去掉胶垫，再盛得不那么满，大约就是5克的分量。

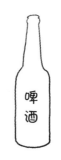

有些读者朋友可能会灵机一动：那就好办了，我每天盛满差不多一啤酒盖的食盐，分配到三餐的

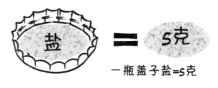

一瓶盖子盐=5克

关爱自己，就是一剂良药　开篇

高血压，不再是雾里看花！　第一章

高血压朋友的就医路线图　第二章

高血压朋友的饮食生活　第三章

高血压朋友的日常保健　第四章

药物降压，该出手时就出手　第五章

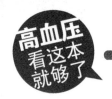

饭菜中，不就可以保证食盐摄入不超标了吗？

很遗憾，世界卫生组织建议的"5克盐"是指一天所有进食的含盐总量。可不要忘了，食物中也含有盐分，高血压的朋友们若不加以注意，这些"藏起来"的盐很可能成为您血压升高的"隐形杀手"。即便您控制了作为调味品的食盐用量，如果食用了刚刚腌制的咸菜或使用了大量的酱油，无论在菜单上怎么下功夫，减盐的目标还是难以企及的。

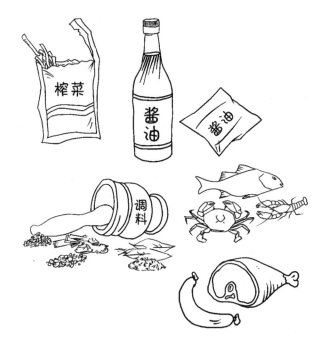

调料中的酱油就值得注意，一汤勺的酱油（大约5克）含有1克的盐。而一些鱼类、贝类、海藻类的海产品含盐量也不少，比如30克的蛤蜊含盐0.66克，200克左右的鲽鱼含盐约0.6克，10克晒干的海带含盐约0.71克。还有一些加工食品，由于加工过程中使用了很多调味料和香辛料，也是高盐食品，比如鱼干、腐乳、方便面、香肠、火腿、咸蛋、咸味面包等，含盐量可是不容忽视的，而且这类加工食品往往尝起来"可口"，人们往往会在不知不觉中摄入很多盐。常见食物中含盐量，详见表3-2。

表3-2　常见食物每100克中含盐量

分类	食物名称	含盐量/克	分类	食物名称	含盐量/克
速食食品	方便面	2.9	豆制品	臭豆腐	5.1
	油条	1.5		五香豆	4.1
	咸大饼	1.5		素火腿	1.7
	咸面包	1.3		豆腐干	1.6
	麦胚面包	1.2		兰花豆	1.4
	法式面包	1.2	鱼虾类	虾皮	12.8
	牛奶饼干	1.0		虾米	12.4
	苏打饼干	0.8		鱼片干	5.9
肉类	咖喱牛肉干	5.3		鱿鱼干	2.5
	保健肉松	5.3		龙虾片	1.6
	咸肉	4.9		虾油	2.4
	牛肉松	4.9	禽类	烧鹅	6.1
	太仓肉松	4.8		鸡肉松	4.3
	福建肉松	3.6		盐水鸭	4.0
	火腿	2.8		酱鸭	2.5
	午餐肉	2.5		扒鸡	2.5
	酱牛肉	2.2		北京烤鸭	2.1
	叉烧肉	2.1		肯德基	1.9
	广东香肠	2.0	坚果	炒葵花籽	3.4
	烤鸡	1.2		小核桃	1.1
	火腿肠	2.0		花生米	1.1
	生腊肉	1.9		腰果	0.6
	小红肠	1.7	调味品	味精	20.7
	红肠	1.3		豆瓣酱	15.3
	宫爆肉丁	1.2		酱油（平均）	14.6
	熏猪肉	2.0		辣酱	8.2
蛋类	咸鸭蛋	6.9		花生酱	5.9
	皮蛋	1.4		甜面酱	5.3
酱菜类	酱萝卜	17.5		五香豆豉	4.1
	苔条	12.6		陈醋	2.0
	酱莴苣	11.8	乳腐	红腐乳	7.9
	酱大头菜	11.7		桂林乳腐	7.6
	榨菜	10.8		白乳腐	6.2
	什锦菜	10.4	海藻类	裙带菜（晒干）	16.8
	萝卜干	10.2		海带（晒干）	7.1
	酱黄瓜	9.6		羊栖菜	3.6
	腌雪里红	8.4			
	乳黄瓜	7.8			
	酱瓜	6.4			

注：常见食物中含盐量是从食物中测得的含钠量再折算成氯化钠的数据。

关爱自己，就是一剂良药　开篇

高血压，不再是雾里看花！　第一章

高血压朋友的就医路线图　第二章

高血压朋友的饮食生活　第三章

高血压朋友的日常保健　第四章

药物降压，该出手时就出手　第五章

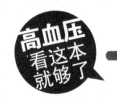

要想分辨、避免吃入"藏起来"的盐，最简便易行的办法就是养成良好的饮食习惯，清清淡淡饮食，尽可能抵抗腌制食品的诱惑，在使用加工食品前要事先了解食品的含盐量。如果吃了一些，就相应减少烹调用盐，让食品的盐分尽在掌握。

低盐美味如何烹饪？

方便面、快餐饮食、街边小吃等食品，大多是高糖、高盐的，很多高血压朋友在患病前总喜欢吃这些东西，一听说要进行低盐饮食时，难免会皱眉："低盐饮食真是不习惯，太淡了！"

低盐饮食绝不是让您去体会什么叫"淡如嚼蜡"，在最开始的日子里，您和饮食之间确实需要一段"磨合期"。急切地减少食盐摄取量常常是行不通的，再怎么说，味觉也要有个适应的过程，所以我们提倡阶梯式的减盐方案。待您减盐成功并坚持下去，习惯了低盐饮食的清淡爽口，体会了各种食物原有的风味，就会开始享受其中。当您日后再有机会吃到那些快餐饮食时，可能反而会皱眉说："不习惯，口味太重了！"

强调清淡的高血压饮食，是健康饮食的代表。当您开始进行饮食疗法时，不妨作个改革，调整全家人的口味，让大家共同健康。

减盐最重要的问题是如何在减少用盐的同时，让做出的菜更有味道。不要为了单纯减盐而减盐，把菜做得平平淡淡，毫无味道可言。下面我们介绍一些烹饪方法，可以帮助您做出美味又少盐的健康食品。

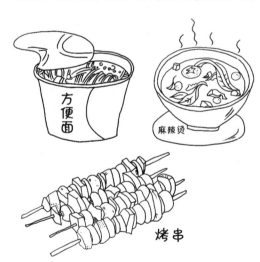

方便面　　麻辣烫　　烤串

关爱自己，就是一剂良药 开篇

高血压，不再是雾里看花！ 第一章

高血压朋友的就医路线图 第二章

高血压朋友的饮食生活 第三章

高血压朋友的日常保健 第四章

药物降压，该出手时就出手 第五章

★ 你知道吗：烹制美味低盐食品的窍门

● 使用新鲜食材：食材新鲜时，食物本身鲜美就已经"够味"了，烹饪过程中可以少加食盐。

● 巧用新鲜食材炖出的浓汤：随时令不同，大自然为我们提供的香菇、腐竹、海苔等食物，都可以炖出美味的汤，可以减少食盐的加用。当然，市面上的海带干、香菇干等袋装食品可能已经使用了盐分，购买时需要留心一下食品成分。

● 巧用辣料、香料、香菜等：辛辣和盐不同，它完全无钠。咖喱粉、芥末、青椒、香菜、大蒜、生姜等食物，都是风味独特的，好好利用的话，可以调制出美味，吃出健康。

● 巧用醋、柠檬等酸味料：食醋、柠檬、柚子等食物都具有清香的酸味，可以勾出美味，减少食盐添加。用柠檬、柚子调味，还可以补充充足的维生素C。

● 使用减盐或低盐的咸味调料：酱油和酱汤等调料，含盐分相对少，又可以提供咸味，也是低盐料理的好帮手。

● 可以考虑牛奶这样的洋味料理：食用西餐炖菜、奶油制品，不仅有效减盐，还是蛋白质、钙的良好来源。

● 料理时仅在食物表面撒盐：在料理过程中不要为了调味而放入大量的食盐，在食物煮熟或炖汤结束时再开始放盐调料，不让盐分入味太深，也可以减少用盐量。

● 煮好的饭菜趁热吃：刚刚出锅的热腾腾的菜肴，即使咸味很淡也非常好吃。如果饭菜凉了，觉得无味时，可以适当加点酱油调味。

 ## 外出就餐：给您支招

餐馆饮食的特点

考虑到高血压朋友饮食的特殊性，不仅要求低盐，还要做到食量合理、营养均衡等因素，因此，高血压朋友最理想的饮食就是家

居饮食：我的地盘我做主！

然而，现实生活中，朋友见面总会聚餐，知己相逢难免下馆，各种应酬和宴会也难以推辞。有些单身的白领们因工作繁忙，也不喜欢下厨做饭，甚至一日三餐顿顿外卖。

下馆子也好，外卖也罢，它们和家居饮食相比：油多、量大、口味重。如果长期吃这些东西，血压的控制就很成问题。但生活中又难免会有饭局，因此，我们就要动脑子想想怎么在餐馆里吃出健康，别让血压的控制功亏一篑。

油多、量大、口味重——各个击破

中式餐饮往往是一盘一盘上菜的，每逢上菜时，高血压朋友需要留心的是食材和制作方法，看看食材是不是高盐食品，瞧瞧菜肴中是否"油水太大"，然后尝尝这道菜的味道是不是太咸。如果不符合高血压"低盐低脂"的饮食要求，希望高血压朋友对这道菜"浅尝辄止"，不可进食太多。

好客的主人大摆宴席，饭菜一盘接着一盘上，高血压的朋友可不能没完没了地吃下去，我们需要留意饭菜的分量，和自己平时在家里的饮食量做个对比，如果比平时分量大，不妨吃剩一些。对于需要践行饮食疗法的高血压朋友而言，无需实践"粒粒皆辛苦"的古训，也不要顾忌"剩菜是一种失礼"。

宴后饭饱，我们需要回顾一下这顿饭菜的营养是否均衡。如果您发觉这顿饭缺乏维生素，不妨在饭后喝上一杯蔬菜汁，若觉得蛋白质摄入不足，可以在餐后买上一杯牛奶。如果发觉这顿饭过于油腻，下一餐可得清淡点儿。

还值得注意的是，所谓"酒席"，酒也是宴席上的一个主角。高血压朋友切不可豪饮，一定要适可而止，或者干脆驾车赴宴，就可以堂而皇之地以"不能酒驾"为由谢绝饮酒了。

关爱自己，就是一剂良药 开篇

高血压，不再是雾里看花！ 第一章

高血压朋友的就医路线图 第二章

高血压朋友的饮食生活 第三章

高血压朋友的日常保健 第四章

药物降压，该出手时就出手 第五章

高血压朋友赴宴的"秘籍"

- 进一家菜单齐全的餐馆，能够有尽可能多的选择。
- 选择一家以清淡口味为主的餐馆。
- 点菜时多选鱼和蔬菜，少选肉。
- 点餐时选择自己熟知食材的菜肴。
- 用餐适量，切勿贪食，杜绝或减少饮酒。
- 用餐后想想是否营养均衡，适当补充。

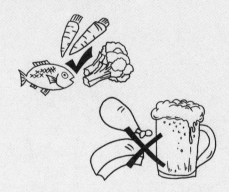

限制热量，轻松搞定

控制体重知多少：1千克＝1毫米汞柱

每年的10月8日，是全国高血压日。每次高血压日都会有一个主题，代表着在当前的诊断和治疗中，最需要让老百姓们知道的事情。2010年的10月8日是全国第十三个高血压日，她的主题就是——"健康体重，健康血压"。

高血压本来是中老年人易患的疾病，近年来越来越呈现出低龄

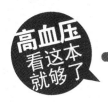

化趋势。随着城乡生活水平的提高，饮食结构和生活习惯的改变，原先所谓的"富贵病"也悄然走进了千家万户，我们身边也出现了越来越多的"小胖墩"，他们可都是将来高血压的"预备军"。体重与血压水平之间存在着明显关系，大量研究结果显示，肥胖者的高血压发病率是正常体重人群的2～6倍。高血压人群体重下降5～10千克，收缩压可以下降5～20毫米汞柱，这也就是我们在第一章中提到的"1千克肉等于1毫米汞柱"。因此，让更多的人认识到肥胖的危害，不仅对高血压的人群有意义，对那些高血压的"预备军"同样意味深长。

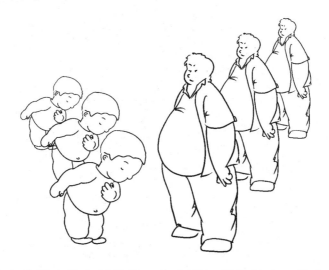

为什么我国人越来越胖了？这主要还是与社会环境和生活习惯有关。我国的传统饮食以五谷为基础，那时候，我国人几乎和肥胖"绝缘"。现在人们的餐桌已是丰富多彩，很多城乡居民摄入富含高热量的动物脂肪和蛋白质的食物逐渐增多，而谷类、富含膳食纤维和微量元素的食物却偏少。此外，都市生活的快节奏也使很多小白领形成了"晚睡晚起，不吃早餐，暴饮暴食，餐餐快餐，零食不离手"等诸多不良饮食习惯。不吃早餐的后果常常导致午餐和晚餐进食过多，食物总量超标，加上晚上活动相对较少，多余的食物"无用武之地"，只好形成脂肪在身体里堆积。吃快餐的人往往是为了赶时间，但此类食品富含高脂肪和高热量，结构单一，和暴饮暴食"配合使用"，想不发胖都难。零食虽小，但通常是经过油炸、盐焗的加工食品，积少成多的话，就会在不知不觉间摄入过多的热量。

这里我们提到了"1千克肉等于1毫米汞柱"，可不意味着体重越轻越好，更不是要让每个高血压朋友都将减肥进行到底。别忘了我们在第一章中提到的体重指数（BMI）和腰围的概念，如果您的体重指数在18.5～24千克/米^{2}之间，腰围也在标准范围内（男性小于85厘米，女性小于80厘米），那么恭喜您，您的身材适中，请继续保持。套用一句减肥茶的广告词：不要太瘦哦。

★ 小知识栏：肥胖为什么找上我呢?

有些人拥有令人美慕的体质，怎么吃都不会胖。而有些人则怎么都瘦不下来，喝口凉水都会胖。后者对前者除了"美慕、嫉妒和恨"以外，也就只能暗叹造物主的不公平了。

为什么吃同样的东西，有些人发胖，而有些人还是身材苗条呢？在这里，我给大家讲一个关于"节约基因"的很有意思的理论。

人类自诞生以来，历经饥荒、战乱、改朝换代，每逢乱世，不用说填饱肚子，就连生命也常常受到威胁。因此，在漫长的历史河流中，有一种被称为"节约基因"的遗传因子就被筛选出来，人类的身体总是为了下一次的灾荒、饥饿做准备，把每一次进食后的能量以脂肪的形式储存在体内，以备在食量不足时，将其分解，作为热量来维持生命。

到了现代，人类文明高度发达，大部分的中国人可以获得比较稳定的粮食供应，早已经从饥荒的日子中解放了出来，但拥有"节约基因"的人们还是接受着祖先留下来的老黄历——"将多余的营养物质储存到脂肪"，其结果就是：吃多了，人就会胖。

那么，那些容易发胖的人该怎么保持体形呢？聪明的读者一定有主意了，少吃，多运动，把多余的能量消耗掉，让"节约基因"发挥不了它的功效。那么，就功到自然成了。

关爱自己，就是一剂良药　开篇

高血压，不再是雾里看花！　第一章

高血压朋友的就医路线图　第二章

高血压朋友的饮食生活　第三章

高血压朋友的日常保健　第四章

药物降压，该出手时就出手　第五章

目前的医学还没有发达到对基因进行随意改造的程度。一个基因的形成和淘汰都需要漫长的历史过程。如果人类的物质和粮食供应一直保持着富足的程度，再过上个千年以上的时间，长时间用不着的"节约基因"可能也会在人类的基因库中消失，那时的人类，也许就不会受到肥胖的困扰了吧？

了解您自己应该吃多少

肥胖既然是高血压的"亲密伙伴"，那么，保持良好的体型自然也有助于"拆散"它们了。其实，保持良好的身材也并非什么难事，大家都知道肥胖是"吃"出来的，那么，向肥胖宣战，也从"嘴"开始吧！

各国科学家的研究和实践都证明，减肥的奥秘其实很简单，也不过就是保持人体热量的摄入与消耗之间的平衡。减肥的精髓就是平衡的饮食加上合理的运动。而减少食量，遏制过多热量的摄入，是减肥成功的关键。对于高血压朋友而言，更是控制疾病的良方。

把握好热量，说难也不难

对于高血压朋友而言，限制食物热量的目的是为了保持标准体重或减肥实现标准体重。每个高血压朋友都应该确切了解适合自己的热量，保证每日进食不要超过这个数值。

那么，一天饮食该摄入多少热量为宜呢？在此，我们不妨参考一下糖尿病饮食的制定标准，它是综合年龄、性别、肥胖与否、每日活动量、有无并发症等诸多因素的产物。通常，男性每日需要1400～1800千卡的热量，女性需要1200～1600千卡的热量。下面介绍具体的计算公式。

摄入热量=标准体重×活动强度

由此可见，要计算热量，就需要标准体重和活动强度两个条件。那么，我们如何得知标准体重呢？计算的方法有很多，我们介绍其中最为简单的一种。

标准体重（kg）=身高（cm）-105

摄入热量的另一个条件是活动强度。每个人的工作性质、运动喜好不同，每天所需要的能量也随之改变。对成人而言，每天每千克体重大约需要25～30千卡的热量。通常，体型胖的人和老年人我们多采用25千卡，体型瘦的人可以采用30千卡。另外，还需要根据劳动强度的不同而作出的饮食热量调整，见表3-3。

表3-3 不同体力活动者每日每千克体重所需热量数

轻体力劳动者	25～30千卡 对象为：公务员、教师、不经常走动的工人、店员、家庭主妇、农闲时期的农民等
中体力劳动者	30～35千卡 对象为：频繁走动的工人、奔波的销售员、农忙时期的农民等
重体力劳动者	35千卡 对象为：运动员、伐木工人等

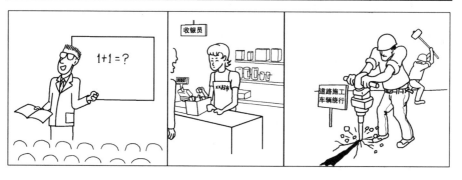

举个例子大家来做个计算吧：一个身高170cm的高血压朋友，办公室员工，日常工作是坐在办公桌前写文书，体型有些胖。

首先，我们套用标准体重公式求得标准体重，其值为：170-105=65，即这位高血压朋友的标准体重为65千克。由于他日常工作不需要怎么走动，属于轻体力劳动者，每天每千克体重需要的能量级别为25～30千卡。再者，考虑到他体型偏胖，适当地减肥对于

关爱自己，就是一剂良药 开篇

高血压，不再是雾里看花！ 第一章

高血压朋友的就医路线图 第二章

高血压朋友的饮食生活 第三章

高血压朋友的日常保健 第四章

药物降压，该出手时就出手 第五章

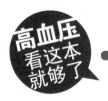

他是必要的，因此我们可以选取较低的能量级别，每千克体重予以限制25千卡的能量。这样计算得到：65×25=1625。为了方便，对于两位数以内的数值我们通常采用四舍五入的方法，最终这位高血压朋友每日的能量需求为1600千卡。

了解了这个计算方法后，患者朋友们就可以为自己量身定做一份饮食的"热量计划书"了，把握好自己每日进食的"度"。

如何制定我的"热量计划书"？

把握好进食的热量，其实只是一个数学问题。怎么计算呢？向大家介绍一个好帮手——"食物热量换算表"——一份写着食物的种类、重量、热卡之间关系的量表。有了食物热量换算表，您无须苦恼于无法一一细算各种食物的热量。这个方法比起一一查阅各种食品的说明书来得简便，又较粗略估计合理。使用得好的话，定会成为您高血压饮食生活中无所不能的"小叮当"。

首先，说说我们每天要面对的食物。简单来说，糖类、蛋白质和脂肪，是我们每天食物中的三大支柱，它们是我们大部分能量的来源，其他的物质如维生素、矿物质作为能量提供者来说，充其量只是小打小闹而已。1克糖或1克蛋白质在体内氧化能产生4千卡的热量，而1克脂肪可产生9千卡热量。在制定饮食计划，使用食物热量换算表时，您只需按全日所需总热量来分配三大营养素，再参照交换表，按照个人喜欢来选择适宜的食品种类及份数，就可以制订出全日食谱。

让我们看一看下面的食物分类表吧，在这里，我们把一些常见的食物进行了归类，您可能会发现原本自己认为属于同类的食物被分到了不同类别。那是因为我们的分类原则是根据食物中营养素的种类和比例。两种形似的食物，很可能因为营养素的差别而归类不同。

使用食物热量换算表的第一步是：了解哪种食物是属于哪一类。其实不难，它们可以方便地在实践中学习记忆。

"80千卡"——饮食生活中一个神奇的数值

接下来，我们要理解一个概念，那就是，在食物热量换算表中，每80千卡的食物热量我们标记为1份。然后再标示出每种食物1份所对应的重量。

读到这里，您一定会有这样的问题：为什么要把80千卡换算成1份呢？而不用一些更好记的，像100千卡这样的数字呢？那是因为许多生活中常见食物的计量单位，都和80千卡搭上了关系，比如：半碗米饭的热量是80千卡，一个鸡蛋是80千卡，一根香蕉是80千卡，一个小苹果也是80千卡。

进行饮食疗法时，最让人头痛的就是按照每日热量来限定食物的总量了。有了1份=80千卡这个概念，这件事就变得简单了起来。比如：一天限制的热量数是1600千卡，1600÷80=20，也就是需要20份的食物。如果限制的热量数为1800千卡，1800÷80=22.5，就可以得出需要22.5份的食物。根据这个，食物量的计算就方便了。为了方便读者，我们在表3-4中给出食物热量换算表的食物分类。

表3-4　食物热量换算表的食物分类

食物的分类	食物的种类	1份（80千卡）的食物中营养素的比例		
		糖类（克）	蛋白质（克）	脂肪（克）
以糖类为主的食物	谷类	谷物、芋、含糖多的蔬菜、豆（除大豆）	18	2	0
	水果类	水果	20	0	0
以蛋白质为主的食物	瘦肉类	鱼类、贝类、瘦肉、蛋、奶酪、大豆	0	9	5
	乳类	牛奶和乳制品（除了奶酪）	6	4	5
以脂肪为主的食物	油脂类	油脂、多脂性食物	0	0	9
以维生素、矿物质为主的食物	蔬菜类	蔬菜（富含糖类的哪一类除外）、海藻、菇类	13	5	1

关爱自己，就是一剂良药　开篇

高血压，不再是雾里看花！　第一章

高血压朋友的就医路线图　第二章

高血压朋友的饮食生活　第三章

高血压朋友的日常保健　第四章

药物降压，该出手时就出手　第五章

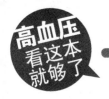

让实践来检验一切

掌握了食物分类，理解了"份"的概念，剩下的就是在日常生活中加以实践应用了。

同一类的食物，并且份数相同，便可以进行食物交换。比如在瘦肉类中，1份瘦香肠是20克，1份豆腐是125克，1份豆腐干是50克，1份蛋是1只大鸡蛋或1只小鸭蛋。于是，患者朋友在进餐前可以选择1份瘦肉类食品时，也可以要50克豆腐干，或者1只小鸭蛋。高血压朋友在进行饮食疗法时，如果使用食物分类表，就能在实践中不断增强记忆，熟能生巧。

这样，按照"份"的原则进行交换，就可以在保证健康饮食的同时，又能让食物花样不断翻新。

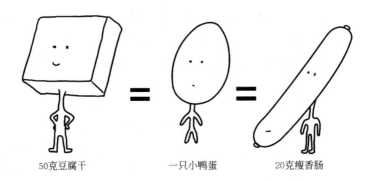

50克豆腐干　　　　　　　一只小鸭蛋　　　　　　　20克瘦香肠

 胖人的减肥要点

今天在微博上看到一串关于减肥的有意思的话，经博主@急诊科女超人的同意引用："①减肥这件事，吃药都是瞎掰，全部靠少吃+运动+毅力，不吃瘦得更快但却是拿命来换。② 我是男人的话，喜欢稍微有点肉的女人，太胖太瘦都影响生孩子，喜欢芦柴棒的男人本身大多并不瘦。③我只在地铁上喜欢芦柴棒，尤其是当我有座的时候，希望左右都是芦柴棒……"我们不妨来对这条微博作个分析。

"少吃+运动"才是王道

关于第一点：言简意赅，太对了！健康的减肥方式不是靠药物、靠针灸或是靠秘方，天上没有掉馅饼的事情。不妨想想，我们减肥的目的是燃烧脂肪，而"懒洋洋"的脂肪可不是那么情愿"贡献"出自己的。当我们大量进食之后，能量摄入过多，没有被利用掉的能量就在体内储藏起来，变成脂肪。我们活动时，消耗能量。这时候，首先"挺身而出"的是血糖，如果赶不上能量消耗速度时，糖原就会登场，转化成血糖为人体"加油"，再不够，蛋白质就会"出手相助"，为人体提供能量。直到蛋白质转化为能量的速度仍不能满足机体需要时，脂肪才会"挪动"出来，不情愿地燃烧自己。了解这个过程十分重要，我们进行饮食控制是为了防止过剩的能量堆积成脂肪，运动是为了"赶跑"体内过多的脂肪。如果没有适量运动和蛋白质补充，简单的"节食"会使您失去肌肉。

有些朋友可能会灵机一动：我实在懒得运动，想减肥的话可不可以光靠少吃+补充蛋白质呢？由此那些无辜"牺牲"掉的蛋白质可以通过饮食再补回来？可别说，还真有一些所谓的减肥中心是这么干的。这种做法我们并不提倡。首先，并非热量越少瘦的越快，长时间的低热量饮食，会因为满足不了人体的基本热量需求，聪明的身体会主动将身体"耗能级别"降低。不仅减肥效果不明显，而且在正常饮食后容易反弹。另外，过多的蛋白摄入增加肾脏负担，会对身体产生不利影响。因此，想减肥还真不能偷懒。

脂肪并非一无是处

说说这条微博的第二点和第三点，在人们的印象中，脂肪扮演的角色总有些讨厌，人们认为它是引起肥胖、高脂血症和其他许多疾病的元凶。但是，一直被人们误解的脂肪，同时也是构成身体结构中所有的保护膜，保护着血管、心脏、皮肤、大脑和关节，是血

关爱自己，就是一剂良药　开篇

高血压，不再是雾里看花！　第一章

高血压朋友的就医路线图　第二章

高血压朋友的饮食生活　第三章

高血压朋友的日常保健　第四章

药物降压，该出手时就出手　第五章

液、激素的组成成分，还能帮助维生素A、D、E、K的吸收。在每日的膳食中，适当进食脂肪是必要的。

脂肪可以由体内的糖类通过代谢转变而来，所以一般人体不会缺乏脂肪。但是，如果有人为了追求苗条身材而对一切脂肪说"No"，长久下来，肾脏功能会衰退，皮肤会粗糙，黑暗中眼睛会看不清东西……身体因缺乏脂肪而引起的不适会一一呈现。正常成年人的脂肪摄取量应占一天热量的20%～25%。肥胖或年老的人可以按20%来计算。换算下来，一天需要1600千卡能量的成人，大约需要35～45克的脂肪（1克脂肪燃烧，可释放9千卡热量）。

脂肪的摄取，除了要注意"量"，一样需要注意"质"。肉、黄油、蛋、牛奶等食品含有的动物性脂肪，多为饱和脂肪酸，会增加血液中的低密度脂蛋白、胆固醇，食用过多还可能诱发动脉粥样硬化等慢性病。而植物油和鱼中的脂肪，多为不饱和脂肪酸，能减少血液中的低密度脂蛋白和胆固醇，适度进食可以预防动脉粥样硬化病。因此，为了您的身体健康，需要把饱和脂肪酸（肉、黄油）、不饱和脂肪酸（主要为植物油）、多价不饱和脂肪酸（主要指鱼）这三者按比例搭配食用（表3-5）。

表3-5　不饱和脂肪酸的种类和主要作用

名称	主要作用	富含该物质的食物
油酸	人体自身也能合成。能清除血液里的胆固醇，预防动脉粥样硬化	橄榄油、蓖麻油、红花子油
亚油酸	必需脂肪酸的一种。能降低血液里的胆固醇，但食用过多，会使对人体有益的高密度脂蛋白一同降低，还可能引起过敏，免疫力低下导致感染等不良后果	红花子油、蓖麻油
亚麻酸	必需脂肪酸的一种。在体内可转变为EPA、DHA等物质，食用过多可引起和亚油酸过量类似的后果；此外还能营养脑细胞和神经细胞，将来可能用于改善认知和治疗精神疾患	紫苏子油、亚麻子油、核桃
EPA	人体不能合成的必须脂肪酸的一种。能使血流通畅，预防和改善动脉硬化和冠心病，有助于改善过敏和炎症反应	鱼类

名称	主要作用	富含该物质的食物
DHA	必需脂肪酸的一种。广告中常宣传其"健脑"功效，还可以预防和改善动脉硬化、冠心病和免疫系统疾病	富含脂肪，尤其是眼眶里脂肪多的鱼

★ 小知识栏：保持"苗条"的饮食习惯

说白了，肥胖是以前您遵循一套不科学的饮食习惯所造成的，减肥的过程，不过是学习另一套饮食习惯的过程罢了。对我们大部分人来说，吃饭的时候还是在家里为多，因此，良好的家居饮食习惯就尤为重要了。大部分身材苗条的人，具有以下10条饮食习惯，在此列出，供有志减肥的人士参考。

1. 每天定时用餐，进食规律
2. 吃饭专心，用餐时交谈不宜过多
3. 进食速度不宜太快，应细嚼慢咽，不然容易让人产生饱胀感
4. 对于每餐应吃多少主食，能够心中有数
5. 尽量不吃剩菜剩饭
6. 全家人一起吃饭时最好能分餐
7. 保证充分的蛋白质，每日应摄入适量的瘦肉、鱼、蛋
8. 多进食蔬菜以保证充足的维生素和矿物质
9. 注意限制脂肪的摄入
10. 每日进食适量水果

营养均衡巧降压

高血压的朋友来医院看病，医生常常会交待："清淡饮食，低盐低脂。"还真有一些"又听话又有毅力"的高血压朋友一咬牙一跺脚，直接开始吃素了，把一切含动物脂肪和蛋白质的食物拒之口外。你还真别说，用"高血压、素食"作为关键词到网络搜索，会得到

关爱自己，就是一剂良药 开篇

高血压，不再是雾里看花！ 第一章

高血压朋友的就医路线图 第二章

高血压朋友的饮食生活 第三章

高血压朋友的日常保健 第四章

药物降压，该出手时就出手 第五章

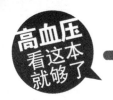

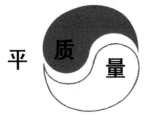

平 质 量 衡

一大堆大谈吃素好处的片面文章。那么，长期吃素的效果又如何呢？不少朋友的血压非但没有实现良好控制，还惹上了消化不良、记忆力下降、贫血等毛病。

任何事物都有两面性，过犹不及。就像我们前一小节提到的脂肪，尽管它令不少想减肥的年轻女性厌恶，但不见得一定就骨子里透着坏。而鱼肉中的脂肪多为不饱和脂肪酸，多进食还可以预防动脉粥样硬化病。阿拉斯加是美国最北部的州，位于亚洲和北美洲之间，是一片终年积雪的冰原，这里的居民长期捕鱼为食，是全世界高血压发病率最低的地区之一，鱼肉中的脂肪，尤其是omega-3多不饱和脂肪酸可谓是功不可没。

我们谈高血压的饮食疗法，除了低盐、低脂，均衡的营养也是我们所提倡的，在这其中还有不少的小窍门哦，大家不妨来看一看吧。

蛋白质：保持血管年轻态

蛋白质是身体各种器官和组织的主要构造材料，它在人体内无处不在：我们的肌肉、脏器、毛发、指甲离不开它，血液的成分、代谢反应中的酶、一部分激素、免疫系统的抗体、染色体等各个角落都可以发现它的影子。

正是由于蛋白质构成了人体的方方面面，如果缺乏的话，人体对疾病的抵抗力会下降，大脑活动会迟钝，会发生贫血，血管壁会变脆弱，处于生长发育期的孩子会停止生长等。如果长期缺乏的话，甚至会危及生命。有些高血压的朋友长期严格素食，一点肉都不吃，拒绝一切动物蛋白和脂肪的摄入，结果血压反而升高，有可能就是血管弹性变差的缘故。

成人一天需要蛋白质的量，应该占摄取能量的20%左右。换算后，每千克体重需要1.0～1.2克蛋白质，像一个体重60千克的成人，一天需食用60～70克蛋白质。

氨基酸的种类和数量决定蛋白质的营养价值

摄取蛋白质时，除了要确保一定的量，还要注重"质"。同为蛋白质食品，由于其中含有的氨基酸的种类和数量不同，其营养价值可是相差甚远。

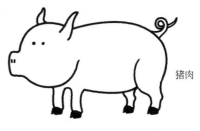

猪肉

蛋白质，分为完全蛋白质和不完全蛋白质，含有人体所需要的8种必需氨基酸的蛋白质来源，称为完全蛋白质。这种蛋白质能够参与人体细胞的生长以及组织的修补。不完全蛋白质只能用于热量需要，而不能用来帮助身体的修补。

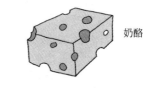

奶酪

不完全蛋白，只能够用于转化为热量，同时，在转化中，经过脱氨作

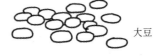

大豆

用，而造成过多的尿酸形成，这些形成的大量尿酸还会造成肾脏的负担增加。

动物性食品往往富含完全蛋白，诸如肉类、鱼类、贝类、蛋和奶酪等都是完全蛋白的代表。

总体而言，动物性食品的蛋白质优于植物性食品。但在大豆和豆制品中，除了蛋氨酸比例较低，其他几种必需氨基酸（表3-6）含量都很高，也可以算是优质蛋白。

因此，对于一般人而言，摄取蛋白质时，重点"光顾"肉类、鱼类、贝类、蛋、奶酪和豆制品，是个不错的选择。

高血压朋友如何选择蛋白质？

高血压朋友的蛋白质选择具有一定的特殊性。

关爱自己，就是一剂良药 开篇

高血压，不再是雾里看花！ 第二章

高血压朋友的就医路线图 第三章

高血压朋友的饮食生活 第三章

高血压朋友的日常保健 第四章

药物降压，该出手时就出手 第五章

表3-6　必需氨基酸的种类和作用

名称	主要作用	富含该物质的食物	注意点
亮氨酸	提高肝功能	肉、乳制品，以及很多食物	摄取过多的话，可能引起免疫力下降
异亮氨酸	促进生长发育 促进大脑发育 扩张血管 提高肝功能	小牛肉、禽类、牛奶、奶酪	和亮氨酸、缬氨酸之间的摄取不均衡的话，会引起体重下降
赖氨酸	促进生长发育 提高注意力 提高肝功能	肉类、鱼类、贝类、蛋、牛奶、奶酪、豆类、豆制品	如果长期大量吃谷类，可能会造成缺乏
苏氨酸	促进生长发育 防止肝脏脂肪蓄积	蛋、脱脂奶粉	不足容易引起脂肪肝、食欲不振、贫血等病
色氨酸	改善睡眠 促进大脑发育 缓解疼痛 改善抑郁状态	牛奶、奶酪、蛋黄、豆制品、坚果	不足会引起失眠，过多可能增加肝硬化风险
缬氨酸	促进生长发育 维持血液中的氮气平衡	小牛肉、奶酪以及其他很多食物	和亮氨酸、异亮氨酸之间的摄取不均衡，会引起体重下降
含硫氨基酸（蛋氨酸和半胱氨酸）	促进伤口修复 改善抑郁状态（蛋氨酸） 清除有害物质（半胱氨酸）	牛奶、肉类、全小麦、燕麦	有文献显示动物缺乏蛋氨酸会引起动脉粥样硬化和脱毛
芳香族氨基酸（苯丙氨酸和酪氨酸）	提高肝功能 升高血压 改善抑郁状态 产生黑色素（酪氨酸）	动物性食品、豆制品	高血压、心脏病患者，以及孕妇需要补充时请在医生指导下进行

　　许多观察性的营养研究都表明：蛋白质的摄入和血压呈负相关。换句话说，蛋白质摄入增多，有助于血压下降。但这里面有一个前提，那就是：植物蛋白质有助于血压下降，而动物蛋白质对血压的下降似乎帮助不大。

　　在这里面，有不少研究过程是将研究对象日常饮食中的碳水化合物成分减少，替换成能产生同等热量的黄豆，最终观察到研究对象的血压下降。不过如果要深究的话，这里面有一个小问题：血压下降的效果究竟是缘于豆类蛋白的补充还是碳水化合物饮食的减少呢？目前，还没有哪一项研究能够很好地回答这个问题，因此，在蛋白质和高血压的关系彻底明了之前，大部分的医生推荐高血压朋友在选择蛋白质来源时，可以多考虑一下植物蛋白，以及鱼、蛋等食品。

这话也不尽然，对于高血压合并肾功能不全的朋友，就又该小心了。由于植物蛋白大多为不完全蛋白，在转化过程中的产物会增加肾脏负担，反而是需要忌口的食物。这时候，选择时就要多考虑鱼、蛋等食品了。

膳食纤维：除去有害物质助降压

几十年前，人们提及营养，往往只是关心糖类、蛋白质、脂肪这三大营养素。十几年前，大众的眼光开始投向维生素和矿物质。现如今，膳食纤维作为"第六元素"，又悄然走进人们的视野。

膳食纤维是一类不被人体消化吸收的多糖，是纤维素、半纤维素、木质素和果胶等物质的总称。膳食纤维一词在1970年以前的营养学中尚未出现，当时只有"粗纤维"之说，用以描述不能被消化的、吸收的食物残渣。那么，这种貌似不能被人体利用的"垃圾"怎么会引人注目呢？那是因为现在的人们认识到它是健康饮食不可缺少的，纤维在保持消化系统健康上扮演着重要的角色，摄取足够的纤维也可以预防高血压、心血管疾病、癌症、糖尿病以及其他疾病。

目前，已经有近50项的营养学研究结果表明了膳食纤维对血压控制的有利影响。有意思的是，其中大部分研究的初始目的并不是为了证实这两者之间的关系，"膳食纤维有利于降低血压"的结论常常是研究结束时"顺带"发现的。每日增加14克的膳食纤维摄入，

关爱自己，就是一剂良药 开篇

高血压，不再是雾里看花！ 第一章

高血压朋友的就医路线图 第二章

高血压朋友的饮食生活 第三章

高血压朋友的日常保健 第四章

药物降压，该出手时就出手 第五章

平均可使收缩压下降1.6毫米汞柱，舒张压下降2毫米汞柱。

膳食纤维的神奇功效

适量摄入膳食纤维，能帮助肠胃蠕动，促进食物的消化吸收；膳食纤维还由于它的强大吸水性，当人体摄入的营养过剩时，能把过剩的营养带出体外，有利于粪便的排泄，防止便秘，并由于它有庞大的吸附基团，能将众多有害的、有毒的、致癌的物质一起带出体外。在这个过程中，多余的钠盐也附带着吸附了，与粪便一起排出，无形中也减少了钠盐对血压的影响。

另外，许多人都有这样的体验：多吃点蔬菜，排便会顺畅。这一点对高血压朋友十分可取，要知道，便秘本身不仅会使血压升高，还是心血管疾病诸如冠心病的发作诱因。

再者，膳食纤维能减缓饮食中葡萄糖的吸收速度，有利于控制餐后血糖的突然升高。经常补充膳食纤维，不仅能保持健康的体质，还能有效预防高血压、冠心病、糖尿病、癌症等多种疾病。

膳食纤维有两种：水溶性膳食纤维和非水溶性膳食纤维。我们平时吃的蔬菜叶子中含有的多为非水溶性膳食纤维，它的主要功效是把有害、有毒和致癌的物质带出体外。水溶性膳食纤维常见于水果、海藻等食物，它有助于减缓消化速度和排泄胆固醇，可让血液中的血糖和胆固醇控制在理想水准，还能锦上添花地帮助高血压朋友防治高脂血症。

世界粮农组织建议正常人群膳食纤维摄入量应为27克/日，我国营养学会在2000年提出，成年人适宜摄入量为30克/日，但目前我国大多数居民从日常食物中摄取的膳食纤维只能达到8～12克/日。为了预防高血压这样的"富贵病"，我们推荐您多吃些富含纤维的食物，表3-7列出了含膳食纤维最多的20种食物。当然，对此同样也应掌握个"度"。进食过多的话，可能会发生一过性的腹胀、腹泻等不适。

表3-7　含膳食纤维最多的20种食物

排名	食物	每100克中所含膳食纤维（克）
1	茯苓	80.9
2	山楂（干）	49.7
3	竹荪（干）	46.4
4	辣椒粉	43.5
5	高良姜	43.3
6	八角	43
7	辣椒（红、尖、干）	41.7
8	裙带菜（干）	40.6
9	甘草	38.7
10	罗汉果	38.6
11	藿香	37.6
12	咖喱	36.9
13	莱菔子	35.6
14	松蘑（干）	35.1
15	发菜（干）	35
16	茴香	33.9
17	红菇	31.6
18	香菇（干）	31.6
19	小麦麸	31.3
20	银耳（干）	30.4

 ## 维生素——营养增效的润滑油

维生素是20世纪的伟大发现。到如今，人类发现的维生素有几十种。它们可分为"脂溶性维生素"和"水溶性维生素"两大阵营。

不同的维生素功能不一。但就整个维生素家族的特点，一言概之，是糖类、蛋白质和脂肪的得力助手，有了它们，三大营养素可以在人体内更好地发挥作用。如果维生素不足，即使三大营养素样

关爱自己，就是一剂良药　开篇

高血压，不再是雾里看花！　第一章

高血压朋友的就医路线图　第二章

高血压朋友的饮食生活　第三章

高血压朋友的日常保健　第四章

药物降压，该出手时就出手　第五章

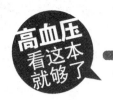

样齐全，它们也无法被身体很好地利用。由于每一种维生素在体内的含量都很少，一不注意补充就很容易缺乏，而且缺乏维生素的初期没有什么症状，不容易被及时发现。饮食生活中应对维生素的摄取予以足够的重视。

如果您经常出现易疲劳、食欲不振、口腔炎症等症状，这可能就是身体在提醒您该及时补充维生素了。表3-8列出了维生素的种类和主要作用，供读者参考。

降血压——蔬菜水果帮您忙

有一些研究表明，增加蔬菜和水果的摄入，有助于收缩压和舒张压的下降。蔬菜和水果富含维生素和膳食纤维，和那些无肉不欢的人相比，每天进食蔬菜的人有着较低的血压，可能就基于其中的维生素和膳食纤维，以及整体膳食的低脂肪的综合作用。

蔬菜种类繁多，不少植物的根、茎、叶都能入菜，还包括豆类、茄果、藻类等，不同品种的营养成分不尽相同。一般而言，红、黄、绿、紫等深色蔬菜中的维生素含量超过浅色蔬菜和一般水果，是胡萝卜素、维生素B_2、维生素C、叶酸、矿物质、膳食纤维和天然抗氧化剂的重要来源。

大部分水果的维生素含量赶不上绿叶蔬菜，但也有一些"另类"。猕猴桃的维生素C含量在水果中名列前茅，一颗猕猴桃能提供一个人一日维生素C需求量的两倍多，另外它还有良好的可溶性膳食纤维，和引人注目的抗氧化功效，可谓是名副其实的"水果之王"。可以和猕猴桃媲美的水果还有蓝莓，同样因其丰富的维生素含量和出众的抗氧化功效而广受营养学家的推崇。苹果、梨、橙子等我们平时经常光顾的水果，虽然维生素含量不如绿叶蔬菜，但葡萄糖、果酸、苹果酸、柠檬酸、果胶等含量又超过蔬菜，对降低胆固醇，防止动脉粥样硬化，促进心血管健康也有一定作用。

表3-8　维生素的种类和主要作用

	名称	主要作用	富含该物质的食物	每日推荐摄取量
脂溶性维生素	维生素A	保护皮肤、黏膜和视网膜 增强免疫力 预防癌症	鱼肝油、牛奶、黄油、奶酪、蛋、鳗鱼、绿叶蔬菜	成年男性：700～750微克 成年女性：600微克
	维生素D	促进钙、磷吸收	鱼肝油、鱼肉、蛋黄、肝脏、蘑菇	成人：5微克
	维生素E	抑制过氧化脂肪酸生成 协调自主神经 维持正常生育能力	植物油、坚果、谷物、绿叶蔬菜、豆类、鳗鱼	成年男性：8～9毫克 成年女性：8毫克
	维生素K	调节凝血功能 促进钙质沉积	绿叶蔬菜、植物油、豆类、海藻、牛奶、肝脏	成年男性：75微克 成年女性：60～65微克
水溶性维生素	B族维生素 维生素B_1	促进生长，缓解疲劳 使心脏、肌肉、脑、神经的功能正常化	肉（尤其是猪肉）、肝脏、牛奶、豆类、黑米	成年男性：1.3～1.4毫克 成年女性：1.0～1.1毫克
	维生素B_2	保护皮肤、黏膜和眼睛 防止体内脂肪蓄积 抑制过氧化物质生成	肉、牛奶、肝脏、乳制品、蛋黄、青背鱼、绿叶蔬菜	成年男性：1.4～1.6毫克 成年女性：1.2毫克
	维生素B_6	维持正常神经机能 增强对过敏的免疫力 防止老化	酵母、胚芽、黑米、肝脏、肉、鱼、蛋、牛奶、豆类	成年男性：1.4毫克 成年女性：1.2毫克
	维生素B_{12}	促进蛋白质代谢 参与红细胞合成 维持正常神经功能	肝脏、贝类、蛋、青背鱼、豆类、粥	成人：24微克
	烟酸	强化皮肤和黏膜 维持消化系统功能健全 促进血液循环	酵母、肝脏、肉、鱼、豆类、绿叶蔬菜	成年男性：14～15毫克 成年女性：11～12毫克
	叶酸	参与红细胞合成 促进生长 促进哺乳	酵母、胚芽、肝脏、肉、蛋黄、牛奶、豆类	成人：240微克
	泛酸	增强免疫 消除疲劳	酵母、胚芽、肉、鱼类、贝类、牛奶、大豆	成年男性：6毫克 成年女性：5毫克
	生物素（维生素H）	维持皮肤健康 预防白发和脱发	啤酒酵母、肝脏、蛋黄、大豆	成人：45微克

关爱自己，就是一剂良药　开篇

高血压，不再是雾里看花！　第一章

高血压朋友的就医路线图　第二章

高血压朋友的饮食生活　第三章

高血压朋友的日常保健　第四章

药物降压，该出手时就出手　第五章

	名称	主要作用	富含该物质的食物	每日推荐摄取量
水溶性维生素	维生素C	增强免疫力 消除疲劳 促进铁吸收 增加皮肤色泽 阻止自由基活化，防癌	柑橘、柿子、草莓、绿叶蔬菜、山芋	成人：100毫克

我需要特意补充"维生素药丸"吗?

近年来，补充维生素似乎成为一种流行，总有人时不时掏出一个小瓶，倒出各种各样的维生素药片，说是要"补一补"。电视、报纸上关于补充维生素的广告也可谓是"铺天盖地"。其实，维生素最好的来源就在您的餐桌上，价格便宜量又足，那就是蔬菜和水果。

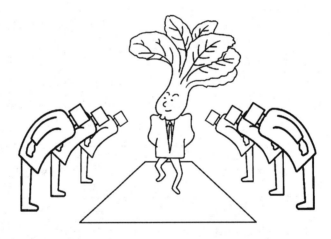

成人如果每天能食用300~500克的蔬菜，200~400克的水果，维生素的摄入量就已经足够了。其中，如果三分之一以上是绿叶蔬菜的话，对高血压朋友的健康十分有好处。

需要注意的是，维生素C是水溶性的成分，烹调时如果温度过高或加热时间过长，蔬菜中维生素C会大量破坏。因此，避免过度烹调导致维生素丢失十分重要。将蔬菜洗净后制成色拉、凉拌新鲜蔬菜、自制蔬菜汁等方式也不失为保证每日维生素供应的好办法。

市面上流行的各种维生素片，说到底也只是辅助用的保健品，不如吃蔬菜水果来得经济实惠。

钾和钙：天然的降压药物

矿物质——另一种"润滑油"

人体重量的96％是有机物和水分，4％为无机元素。人体内约有50多种矿物质，在这些无机元素中，已发现有20种左右的元素是构成人体组织、维持生理功能、生化代谢所必需的，除碳、氢、氧、氮主要以有机化合物形式存在外，其余均称为无机盐或矿物质。矿物质和维生素一样，是人体必须的元素，是无法自身产生、合成的。它们也和维生素一样，在体内起着"润滑油"的作用，也必须维持一定的量。和维生素的特点有所不同的是，大多数人能够从日常饮食中摄取到足够的矿物质。

但是，这并不等于说您无需关注矿物质的补充。在我国居民的膳食结构中比较容易缺乏的矿物质主要有：钙、铁、锌、碘、硒。在平时的生活中，我们也常耳闻缺钙、缺铁的例子。因此，对于矿物质我们要有起码的意识，并适量补充含矿物质丰富的食物——如鱼、海藻、大豆等。

补钾——降压天平上的"筹码"

我国居民的餐桌上有两个"漏洞"让高血压有机可乘，一个是高盐，另一个就是低钾。我国膳食中的钾摄入量普遍偏低，膳食中的钠钾比大约是3：1，这与我国高血压患病率的长期居高不下不无相关。

人体中的大部分钾离子喜欢在细胞内"游荡"，而大多数钠离子喜欢在细胞外"待着"，这样，细胞内外可以保证一定的渗透压。为

关爱自己，就是一剂良药　开篇

高血压，不再是雾里看花！　第一章

高血压朋友的就医路线图　第二章

高血压朋友的饮食生活　第三章

高血压朋友的日常保健　第四章

药物降压，该出手时就出手　第五章

了保持这样的平衡，细胞膜上有一扇"门"——我们称之为"Na^+-
K^+-ATP泵"——控制钾离子和钠离子的出入。当人体摄入盐分过多
时，细胞外的钠离子浓度增大，过分"拥挤的"钠离子们就会去细胞
内"走一走"。如果此时人体内的钾离子足够多，就会通过细胞膜上
的那扇"门"进入细胞内，赶出多余的钠离子。这个过程发生在肾小
管时，就促使钠离子进入尿液，排出体外，降低心血管负担，使血压
下降。此外，钾能使血管扩张，降低外周血管阻力，有利于降压；钾
对血管还有保护作用，可使受到"高压血流"的动脉壁不易发生机械
损伤，可降低高血压朋友的脑卒中等心脑血管事件的发生率。

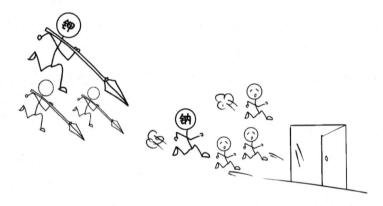

　　小小的钾离子可是降压天平上四两拨千斤的"筹码"，研究证
实，如钠钾比从3∶1降到1∶1时，收缩压下降3.4毫米汞柱。我
国高血压朋友的日常饮食要达到钠钾比1∶1的话，意味着在减少钠
盐摄入的同时，还要增加钾的补充。研究推荐肾功能正常的高血压
朋友，每天应至少补充4.7克钾。由于蔬菜和瓜果中含有丰富的钾离
子，我们同样推荐高血压朋友补钾时以食补为主。表3-9中列出了
含钾丰富的食物，供读者参考。

　　肾功能不全的高血压朋友，补钾可就得万分小心了。因为体内
的钾离子主要通过肾脏排泄，肾功能不全的朋友排钾能力下降，钾
离子容易在体内聚积，导致高钾血症，可诱发严重的心律失常，甚
至出现心搏骤停，危及生命。

表 3-9　含钾丰富的食物（每100克食物含钾量）

食物名称	含量/毫克	食物名称	含量/毫克
茼蒿菜	639	香蕉	223
大头菜	300	香瓜	195
豌豆苗	614	猕猴桃	206
鲍鱼菇	300	开心果	198
小番茄	298	龙眼干	251
冬笋	587	龙眼	192
绿花菜	484	杨桃	161
油菜	411	樱桃	162
草菇	394	李子	152
红苋菜	408	哈密瓜	140
孟宗笋	381	番石榴	123
菠菜	365	葡萄干	120
黄豆芽	330	黑枣	630
胡萝卜	312	红枣	432
空心菜	287	榴莲	451
凤冠菜	284	草莓	262

补钙晒太阳，轻松降血压

众所周知，钙是骨骼、牙齿及软组织的重要成分，是长身体时必不可少的物质，但很少有人知道钙还有一定的降压功效吧？

部分研究揭示了补钙对于控制血压的好处，流行病学资料显示，每日钙摄入量小于300毫克的人，高血压的发病率是每日钙摄入量大于1200毫克的人的2～3倍。也有报道显示高血压朋友在服用钙片后会使血压降低。由于我国人膳食结构中还存在钙摄入不足的问题，《中国高血压防治指南》（2010年版）中，专门提出合理膳食的要求，建议日常膳食中要增加含钙的食物，如乳制品、豆制品等。

最适合用于补充钙质的莫过于牛奶及奶制品，不仅含钙丰富，而且吸收率高，是补钙的首选来源，每日饮用250毫升牛奶，可补充钙质近300毫克。有不少人缺乏乳糖酶，喝了牛奶之后会出现腹

关爱自己，就是一剂良药　开篇

高血压，不再是雾里看花！　第一章

高血压朋友的就医路线图　第二章

高血压朋友的饮食生活　第三章

高血压朋友的日常保健　第四章

药物降压，该出手时就出手　第五章

胀、腹痛、腹泻等不舒服，从而对牛奶望而却步。对于这一类患者朋友，不妨尝试一下用酸奶代替牛奶，或者饮用低乳糖含量的奶。植物性食物中豆类的钙含量也不可小视，每100克大豆含钙量可达100 ~ 400毫克，同样也是补钙的绝佳来源。表3-10列出了矿物质的种类和主要作用，供读者参考。

维生素D可谓是钙的好搭档，是体内一种重要的代谢调节因子，可以通过调节体内钙等离子的浓度，进而对血压产生影响。在国外

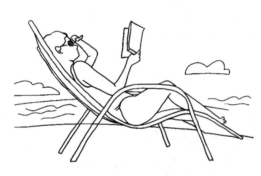

的一项研究中，研究人员发现，血清维生素D含量不足（小于15纳克/毫升）的男性患高血压的风险，是体内维生素D充足者（大于30纳克/毫升）的6.13倍。对于女性来说，这个比例为3.18倍。因为维生素D必须在日光（其中含有紫外线A和紫外线B）的照射下才能"变活"，进而发挥其调控作用，那些成天坐办公室的白领们可真应该走到室外，享受阳光、营养和健康。

喝杯牛奶，晒晒太阳，轻松降血压，何乐而不为呢！

表3-10　矿物质的种类和主要作用

名称	主要作用	富含该物质的食物	每日推荐摄取量
钙	骨骼、牙齿及软组织的重要成分 碱化血液 凝血系统的重要成分 稳定肌肉兴奋性 安定精神	牛奶、奶酪、脱脂奶粉、鱼、海藻、大豆、绿叶蔬菜	成年男性：650 ~ 900毫克 成年女性：600 ~ 700毫克
磷	协助钙发挥作用，构建骨骼、牙齿等组织 促进脂肪和糖类代谢 促进生长 稳定细胞膜	蛋黄、肉、鱼类、贝类、胚芽	成年男性：1050毫克 成年女性：900毫克

名称	主要作用	富含该物质的食物	每日推荐摄取量
铁	红细胞中的血红蛋白中的重要组成 肌肉中肌红蛋白的重要组成 抗疲劳 促进小儿发育	肝脏、肉、蛋、红色的鱼、贝类、大豆、绿叶蔬菜	成年男性：7.5毫克 成年女性：10.5毫克
钠	调节细胞内外渗透压 维持体液碱性 夏天预防中暑 稳定肌肉和神经的兴奋性	食盐、酱油、火腿、加工食品	成人：小于6克
钾	和钠共同调节细胞内外渗透压 促进钠的排泄 调节肌肉和心脏功能 活跃大脑活动	柑橘、柿子、芋、蔬菜、动物组织	成年男性：2000毫克 成年女性：1600毫克
碘	促进生长 促进蛋白质、脂肪、糖类代谢 保持正常新陈代谢	海带、紫菜、鲜带鱼、干贝、海蜇、龙虾	成人：150微克
镁	促进镁的活性 促进肌肉收缩 抑制神经兴奋	坚果、紫菜、小米、玉米、荞麦面	成年男性：340～370毫克 成年女性：270～290毫克
锰	参与骨质形成 促进激素生成	粗粮、豆类、核桃、花生、葵花子、芝麻、茶叶	成年男性：4.0毫克 成年女性：3.5毫克
铜	促进铁质吸收 生成色素 强化骨质和血管壁	动物内脏、肉、鱼、螺、牡蛎、蛤蜊、豆类、核桃	成年男性：0.8毫克 成年女性：0.7毫克
钴	维生素B_{12}的成分 参与红细胞的生成	肉、肝脏、鱼类、贝类、奶制品	建议的每日摄取量尚不明确
氯	促进消化 维持血液酸性 维持细胞内外渗透压	食盐	建议的每日摄取量尚不明确
锌	参与蛋白质和糖类的代谢 活化激素	鱼类、贝类、肉、黑米	成年男性：9毫克 成年女性：7毫克
硒	抗氧化 抗老化 预防冠心病和脑血栓	鱼类、贝类、动物内脏、肉	成年男性：30～35微克 成年女性：25微克

关爱自己，就是一剂良药 开篇

高血压，不再是篱里看花！ 第一章

高血压朋友的就医路线图 第二章

高血压朋友的饮食生活 第三章

高血压朋友的日常保健 第四章

药物降压，该出手时就出手 第五章

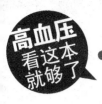

续表

名称	主要作用	富含该物质的食物	每日推荐摄取量
硫	保持皮肤、头发、指甲的健康 是软骨、骨和肌腱的组成成分	蛋白质（尤其是动物性食品）	建议的每日摄取量尚不明确
氟	参与牙齿和骨骼的形成	鳕鱼、鲑鱼、沙丁鱼等海鲜类食物、茶叶、苹果、牛奶、蛋	建议的每日摄取量尚不明确
钼	参与尿酸代谢 促进铁的利用	牛奶、乳制品、肝脏、豆类、谷类	成年男性：25微克 成年女性：20微克

高血压朋友的食谱举例

● 芹菜拌豆腐

【原料】水豆腐1块，芹菜150克，精盐、味精、麻油各适量。

【做法】(1) 将水豆腐切成小方丁，用开水略烫，捞出，装入盘中。(2) 将芹菜去根、叶，洗净切碎，用开水氽熟，放凉后撒在水豆腐上，加入少许精盐，淋上麻油，拌匀即可。单食或佐餐。

【点评】芹菜含有蛋白质、脂肪、碳水化合物（糖类）、维生素B_1、维生素B_2、烟酸以及钙、磷、铁及粗纤维等成分。值得一提的是，芹菜含铁量较多，还是缺铁性贫血患者的食疗佳品。黄豆的降压作用已被多组研究提示，水豆腐作为豆制品之一，不仅有利于降压，而且爽口，是一道很不错的开胃小菜。

● 鸡汤炖菇

【原料】香菇50克，母鸡400克，料酒10克，葱、生姜适量，盐少许。

【做法】香菇洗净后放入水中浸泡；鸡，加少许葱、姜，做成清汤，鸡汤倒入蒸碗内，加料酒、香菇及少许盐，加盖封固，蒸1～1.5小时即可。

【点评】香菇的肉柔嫩，具有独特的鲜香和甜味儿。它不仅含有蛋白质、脂肪、糖和维生素B_1、维生素B_2，还含有钠、钙、磷和麦角固醇（在人体内可转变为维生素D）等。此外，香菇还含有30多种酶。鸡肉与牛肉、猪肉比较，其蛋白质的质量较高，脂肪含量较低。鸡肉蛋白质中富含全部必需氨基酸，其含量与蛋、乳中的氨基酸谱式极为相似，是优质的蛋白质来源。这道菜中，鸡肉和香菇一起炖，味道更增一层，还具有调节人体新陈代谢，帮助消化、降低血压、减少胆固醇等作用。

• 葱姜木耳鸡蛋汤

【原料】白木耳10克用水泡开，鸡蛋一个，葱白50克，生姜15克，五香粉1克。

【做法】先将泡开的木耳放入锅中，加入生姜，再加水500毫升煮沸；待木耳熟后打入鸡蛋，搅匀；最后放入葱白、五香粉及适量盐、味精，再滴上2至3滴香油即可。

【点评】白木耳味道甘甜，含蛋白质、碳水化合物、粗纤维、维生素B类及硫、磷、钙、铁、钾等，鸡蛋含有卵磷脂、卵黄素、脂肪、蛋白质、碳水化合物及维生素、钙、磷、铁、镁等，是高级滋补品，配以生姜、大葱、五香粉等调味，实乃温暖芳香之品。

• 怀山竹荪炒豆芽

【原料】绿豆芽200克，山药（干）20克，竹荪（干）50克，大葱、姜、盐、植物油各适量。

【做法】（1）将竹荪用清水发透，洗净并撕成条；将豆芽洗净；山药洗净后用蒸笼蒸软，切片。（2）将大葱切成段，生姜切片，在炒锅中放入植物油，油加温至六七成热度时，加入葱段和姜片爆香。（3）放入绿豆芽、竹荪、山药片，翻炒后加入少许食盐即可。

【点评】竹荪是名贵的食用菌，有"山珍之花"、"菌中皇后"等美称。竹

关爱自己，就是一剂良药 开篇

高血压，不再是雾里看花！ 第一章

高血压朋友的就医路线图 第二章

高血压朋友的饮食生活 第三章

高血压朋友的日常保健 第四章

药物降压，该出手时就出手 第五章

苏菌营养丰富，香味浓郁，滋味鲜美，自古就列为"草八珍"之一。竹荪含有多种氨基酸、维生素、无机盐等，能提高机体的免疫能力，还能保护肝脏，减少腹壁脂肪的积存，有一定的降血压、降血脂和减肥的效果。怀山富含维生素和蛋白质以及足够的纤维，是一种高营养、低热量的食品。山药、竹荪、绿豆芽合炒，不仅营养价值丰富，而且是一道香气诱人的爽口美食。

● 冬瓜草鱼汤

【原料】冬瓜500克，草鱼250克，料酒、精盐、葱段、姜片、鸡汤各适量。

【做法】（1）将草鱼去鳞去鳃去内脏，洗净，放入锅中。（2）将冬瓜去皮、去瓤切成块，与料酒、盐、葱、姜一起加入鱼锅；注入适量鸡汤，煮至鱼熟烂，拣出葱、姜即成。

【点评】冬瓜是瓜菜中含脂肪最少的，并富含丙醇二酸成分，能抑制糖类物质转化为脂肪成分，又因有较强的利尿作用，可增加减肥效果，故冬瓜有"减肥瓜"之称。草鱼除了含有优质蛋白外，还有丰富的不饱和脂肪酸，有调理体内血脂的功效，是高血压朋友的良好食物。冬瓜和草鱼炖煮，草鱼鲜味更浓，令人食欲增进。

● 玉米山药粥

【原料】玉米100克、鲜山药50克，天冷时加用羊汤，天热时加用绿豆30克。

【做法】将山药洗净切片，按家常做法将玉米糁同山药一起煮粥即可。天冷时，可用羊汤来煮粥，天热时可加绿豆30克，先于水中煮熟后，再加入玉米与山药共同熬制。

【点评】玉米味道甜润香醇，含有蛋白质、碳水化合物、淀粉、脂肪油、维生素B_1、维生素B_2、维生素B_6、烟酸、泛酸、生物素及钙磷、铁等，所含脂肪油中含有多个不饱和脂肪酸的油脂，能抑制胆固醇的吸收，有降脂作用；山药含皂苷、黏液质、胆碱、淀粉酶、糖蛋白等，可预防心脑血管疾病，有助于高血压保健。

冬笋香菇

【原料】香菇（鲜）50克，冬笋50克，白砂糖10克，淀粉15克，色拉油15克，盐少许。

【做法】（1）将香菇洗净，浸泡开后剪去根。（2）冬笋切片，与香菇、精盐、白糖、味精、淀粉、熟色拉油拌和。（3）两者放入盘内，加盖高火5分钟煮熟即可。

【点评】冬笋味道甜爽，含有丰富的蛋白质、脂肪、碳水化合物、粗纤维、胡萝卜素、维生素 B_1、维生素 B_2、维生素C、钙、磷、铁镁等，还具有富含胱氨酸、赖氨酸、谷氨酸，是一种营养价值很特高的蔬菜。香菇具有高蛋白、低脂肪、多糖、多种氨基酸和多种维生素的营养特点。两者制成一道菜肴，无论色泽、口感，还是营养价值，都符合健康美食的要求。

山楂豆腐草菇汤

【原料】鲜山楂50克，豆腐500克，草菇200克，植物油30克，精盐1克，葱10克，姜15克，酱油10克。

【做法】豆腐切块，草菇洗净去杂，葱切段，姜切片，锅烧热入油，油热加入姜、葱，炒至色黄时加入酱油，再加水1升，放入豆腐、草菇、山楂、精盐，煎煮30分钟，可加入少许鸡精调味。

【点评】山楂营养丰富，富含有机酸和维生素C，促进胃液分泌，增加消化酶功效，促进脂肪类食物的消化，其"消食健脾"的功效早已深入人心。山楂中含有的山萜类及黄酮类等成分，能扩张血管，具有一定的降压功效。豆腐是植物食品中蛋白质含量较高的食物，黄豆蛋白对血压的益处亦被一些研究证实。草菇肉质脆嫩、味道鲜美、香味浓郁，和山楂、豆腐一起煎煮，不仅提鲜，令香气沁人，更使口感爽嫩鲜美。让高血压朋友在吃得美味的同时，也吃出健康。

关爱自己，就是一剂良药 开篇

高血压，不再是雾里看花！ 第一章

高血压朋友的就医路线图 第二章

高血压朋友的饮食生活 第三章

高血压朋友的日常保健 第四章

药物降压，该出手时就出手 第五章

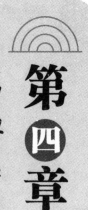

第四章

高血压朋友的日常保健

- 适度的运动——你值得拥有！
- 高血压朋友如何做运动？
- 高血压朋友运动时的"清规戒律"
- 改变导致血压升高的生活方式

适度的运动——你值得拥有！

有一些高血压的朋友得知自己患上高血压的时候，犹如"晴天霹雳"，从此"一蹶不振"，喜欢宅在家里，和户外的体育运动彻底说"bye bye"。因为他们觉得：运动后血压会进一步升高，这多可怕呀，搞不好还有脑溢血的危险呢！

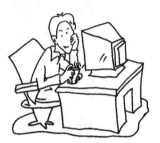

还有一些高血压的朋友了解到自己患上高血压的时候，幡然醒悟，看着自己圆滚滚的肚皮，对自己过去生活习惯上的"种种罪行"恨之入骨，从此投入"运动界"，跑步、哑铃、游泳等项目轮番上阵。因为他们听说运动疗法可以让血压下降。

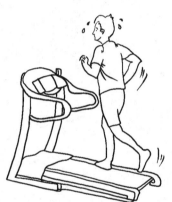

其实，这两种做法都是错误的。凡事都讲个度，过犹不及，健康是平衡的造物，疾病就是打破这个平衡的后果。对于高血压朋友而言，适当的运动有助于提高降压效果。一些轻度高血压的朋友，甚至只要进行合理的饮食和运动，不吃药就能让血压恢复正常。这并不是说只要运动了就有好处，高血压的朋友在运动时还要注意方式、方法和强度。

保持"收支平衡"

饮食生活是人体摄取能量的过程，而运动可以实现人体的能量"支出"。对于长期久坐的人，能量的摄入往往过剩，我们的身体就会把多余的能量用脂肪的形式存起来，那一个个逐渐鼓出来的"将军肚"就是最好的证明。当人体运动的时候，流淌在血液里的葡萄糖被消耗，肌肉中的糖原也会逐渐转化成血糖被消耗，随着运动的持续，蛋白质就会来帮忙，到了最后，蛋白质的转化速度赶不上能量的消耗速度时，我们的身体就会开始消耗脂肪组织里的游离脂肪酸。通过运动，可以让多余的能量不在身体里"安家"，实现能量的"收支平衡"。

科学的体育锻炼除了帮我们"赶跑"脂肪，保持理想体重外，对高血压的治疗也很有帮助。长期坚持运动疗法的高血压患者，通过全身肌肉运动，可使肌肉血管

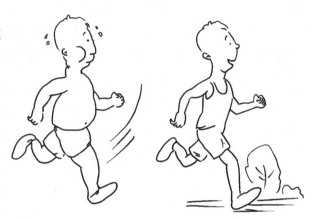

纤维逐渐增大增粗，心脏冠状动脉的侧支血管增多，血流量增加，管腔增大，管壁弹性增强，这些改变都有利于血压下降。运动还能促使血管扩张，血液循环加快，有利于血液中多余胆固醇等物质的清除，使血管保持应有的弹性，因此可有效延缓和治疗动脉硬化的发生和发展，防止高血压病的加重。

生命在于运动，高血压的朋友更应如此。

养成运动习惯，形成"易瘦体质"

运动的功效不是一天两天就能显现出来的，绳锯木断，水滴石穿，高血压朋友只有长期坚持，对疾病的帮助才会逐渐呈现。

在前面的章节中，我们提到过"代谢综合征"这个概念。它是腹型肥胖、糖脂代谢紊乱和高血压等诸多代谢性疾病的总和，有人把代谢综合征形象地比喻成一座冰山，当我们发现高血压时，很可

关爱自己，就是一剂良药 开篇

高血压，不再是雾里看花！ 第一章

高血压朋友的就医路线图 第二章

高血压朋友的饮食生活 第三章

高血压朋友的日常保健 第四章

药物降压，该出手时就出手 第五章

能只是看到了冰山一角，继续挖下去，也许会发现深不见底的水面下埋藏着2型糖尿病、糖耐量低减、高脂血症等。这些一眼看上去不搭调的疾病有一个共同的发病机制——胰岛素抵抗。在不久前的过去，代谢综合征还有一个名字就叫"胰岛素抵抗综合征"。

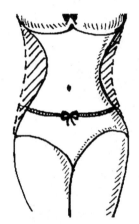

长期的体育运动使细胞对于胰岛素的感受性增强，与开始锻炼前血糖控制不稳定的状态相比，患者朋友的身体只要动用较少胰岛素就能使血糖下调，使"代谢综合征"这座冰山慢慢消融。另外，运动还能减少内脏脂肪，降低血液中的胆固醇、甘油三酯等"麻烦制造者"，并能增加对人体有益的高密度脂蛋白的含量，进一步淡化代谢综合征的危险因素。

坚持锻炼身体，强身健体的结果增加了体内肌肉体积。这对于高血压朋友而言，也是可喜可贺的一件事情，它意味着身体向着"易瘦体质"发展。肌肉是人体消耗能量的机器。肌肉体积的增加，好比在体内换了一台大功率的机器，它运行时自然也需要较多的能量供应，对每天能量的"收支平衡"也会更加有利。

高血压朋友如何做运动？

 ## 燃烧吧脂肪：做有氧运动

体育运动分为有氧运动和无氧运动两种。有氧运动是通过运动中的呼吸，有效吸入氧气，并产生热能的运动。有氧运动就好比是汽车的发动机，利用氧气使汽油燃烧，产生动力。同样，人类在运动中也要燃烧燃料，这些"燃料"就是我们之前提到的人体的三大营养物质——糖类、蛋白质和脂肪。人体的这些"燃料"储存在细胞中，当您运动时，它们就会"燃烧"为您提供动力。与发动机燃烧汽油一样，这些"燃料"在燃烧时也需要氧气助燃。人们在运动时大口呼吸，使空气中的氧气通过肺泡进入到血液循环系统之中，就是一个"点燃"糖类、蛋白质和脂肪的过程。有氧运动的特点是持续时间长，能增强耐力，消耗多余的脂肪，不易疲劳。

低强度、长时间的运动，基本上都是有氧运动，比如，走步、慢跑、长距离慢速游泳、骑自行车、跳舞、打太极拳等。长时间的有氧运动有助于增强心脏功能，燃烧脂肪，在运动过程中又不至于使血压骤然升高，我们提倡高血压的朋友进行此类运动。

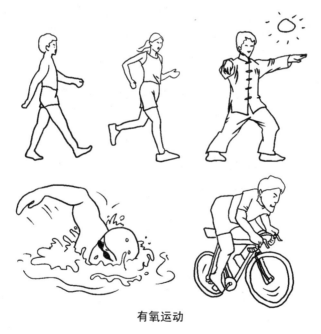

有氧运动

无氧运动是指暂时停止呼吸，具有爆发性的运动。高强度、大运动量、短时间内的运动项目，一般都是无氧运动，比如100米、200米短跑，100米游泳，跳高、举重、俯卧撑、快速仰卧起坐、单杠和双杠运动等都是无氧运动。比如，我们在百米冲刺时，常常要

关爱自己，就是一剂良药 开篇

高血压，不再是雾里看花！ 第一章

高血压朋友的就医路线图 第二章

高血压朋友的饮食生活 第三章

高血压朋友的日常保健 第四章

药物降压，该出手时就出手 第五章

憋着一口气冲到终点线，这个过程中，我们体内的能量"燃料"是没有氧气助燃的。消耗的主要是糖类，几乎不动用脂肪，而且，血糖在无氧酵解的过程中产生了副产品——乳酸。无氧运动时间长了，肌肉里会堆积大量乳酸，引起肌肉酸痛的感觉。

无氧运动强度大，难以长时间进行，也不易长期坚持，并且它对脂肪的消耗无益。无氧运动的高强度会使血压突然升高，对中度和重度高血压的朋友而言，有引发脑出血的危险。因此，高血压的朋友最好要避免此类运动。

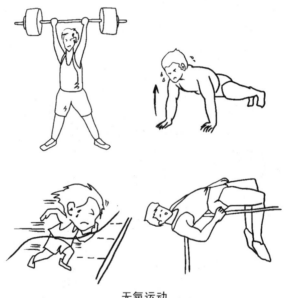

无氧运动

"微笑运动"——您需要的运动形式

运动完了气喘吁吁、上气不接下气，可不是我们所希望看到的效果。适合高血压朋友的运动，应该是以轻松、易承受为前提。在运动的过程中，还能够面带微笑地进行交谈，这种轻松的运动，不少人称之为"微笑运动"。"微笑运动"不会使肌肉酸痛，不易使人疲劳，运动结束时，浑身会透着一股爽劲。

人体对不同运动的承受能力是不同的。同一种运动，训练的方式方法不同，强度也随之改变。一个人的"微笑运动"，对另一个人来说也许会成为"不能承受的生命之重"。比如说，一分钟步行100米，大部分人会觉得毫无难度可言，甚至怀疑这哪

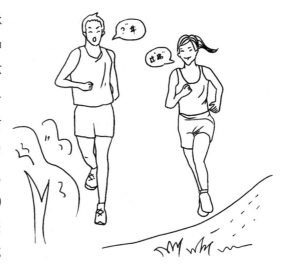

算得上什么运动，但对于一些老人和体力差的人，会是个很重的负担，走上15分钟就难以继续。因此，当您决定开始运动疗法时，一定注意选择适合自己的"微笑运动"。

兴趣是最好的"老师"，也是能让您长期坚持一件事情的最佳动力。体育锻炼对于高血压朋友也是如此，挑选一个自己喜欢的运动形式，可以让"痛苦"的运动变得有趣起来。如果您实在对哪一项运动都提不起兴趣，这里有个小办法：不妨将运动和自己感兴趣的事情搭配起来进行。比如边骑健身车边听新闻广播；一边走一边和人聊天；上街购物时可采取去时步行，回来时乘公交车；居住在楼上的可以每天步行上下楼梯。这样，您就会感到轻松不少了吧？

 ## 脉搏——运动强度的"测试表"

我们上面提到的"微笑运动"，就是一个主观判断运动强度的方法。可能会有不少读者朋友觉得，要想面带着微笑慢跑，实在是太容易做到了。可是想适当增加运动强度，又怕自己的身体受不了。那么，这两者之间的平衡点在哪里呢？衡量运动强度有没有相对客观的指标呢？

关爱自己，就是一剂良药　开篇

高血压，不再是雾里看花！　第一章

高血压朋友的就医路线图　第二章

高血压朋友的饮食生活　第三章

高血压朋友的日常保健　第四章

药物降压，该出手时就出手　第五章

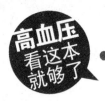

我们根据运动时单位时间内消耗的氧气量，可以衡量某种运动的强度。对此，我们有专门的仪器测定运动的耗氧量。与尽最大努力运动时的耗氧量相比，平时的锻炼只要达到最大耗氧量的40%～60%，就恰到好处了。

其实，我们每个人身上都带着一个测定运动强度的好帮手，那就是您自己的脉搏。运动时的耗氧量，在一定时间内与脉搏的快慢

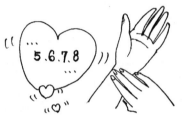

是有明确关系的。根据自己的脉搏，您就可以估算自己运动是否充分。

具体来说，在运动刚结束的时候，我们自己数15秒的脉搏数，将结果乘以4，再加上10，便得到运动结束时的

脉搏数（1分钟）。加10的原因是运动刚一结束，脉搏数就会开始下降，加上10是为了校正，以便准确估算运动结束时的脉搏数。我们之所以选择计算15秒以内的脉搏，而非1分钟，也正是因为运动结束时脉搏数就开始下降的缘故。

这样，我们通过数脉搏的结果，再参照表4-1，便可以知晓自己的运动强度是否合适。

表4-1　适合不同患者的运动强度

年龄段	平时不怎么运动的人	平时有参加运动的人
20～29岁	大约110次/分	大约125次/分
30～39岁	大约110次/分	大约120次/分
40～49岁	大约100次/分	大约115次/分
50～59岁	大约100次/分	大约110次/分
60～69岁	大约90次/分	大约100次/分

和这张表格相比，如果您的运动强度过高或过低，不妨调整一下运动的方式和持续时间。如果您在运动过程中出现不舒服的感觉，不妨也停下来数一数脉搏，看看自己的运动强度是不是太大了。

除了表格里的参考数值，您还可以通过其他方法估计适合自己

的运动强度。在此，我们和读者们分享两个公式：

自己的运动强度上限=230-自己的年龄

合适的运动强度=运动强度上限×（50%～60%）

通过这两个公式，您也可以很简单地求得合适的运动强度。举个例子来说：对于一个45岁的人，他的运动强度上限=230-45=185次/分，合适的运动强度就是185×（50%～60%）=92.5～111次/分。也就是说运动后的脉搏数在92.5～111次/分之间，运动强度就达标了。

这个方法和表格法多少有些误差，但大致上是符合的。

 ## 您需要通过运动消耗多少热量？

通过运动疗法，我们希望高血压朋友能消耗每日摄入热量的10%～20%。也就是说，如果一天的摄入热量为1600千卡的话，运动疗法要求消耗160～320千卡的热量。运动疗法也要讲究循序渐进，对于平时不怎么运动的人来说，一开始时不妨选择160千卡，如果平时偶尔有运动，可以选择240千卡的热量，如果平时经常锻炼，干脆直接选择320千卡的档位。

但是，这仅仅是运动疗法的起码要求。高血压朋友如果还想通过运动来减肥塑型，就需要适当加大运动量了。

 ## 您一天需要运动多久？

运动消耗的热量，与运动的种类、强度、时间和人的体重等因素有关。当我们制定出一天计划通过运动消耗的热量之后，最关心的就是每天要通过何种强度的运动、锻炼多久了。我们总结合理运动时间的计算公式如下：

1天中的运动时间（分钟）=需要通过运动消耗的热量（千卡）÷[每千克体重每分钟消耗的热量（千卡）×当前体重（千克）]

关爱自己，就是一剂良药　开篇

高血压，不再是雾里看花！　第一章

高血压朋友的就医路线图　第二章

高血压朋友的饮食生活　第三章

高血压朋友的日常保健　第四章

药物降压，该出手时就出手　第五章

公式中，我们刚刚提到需要通过运动消耗的热量，就是每日摄入热量的10%~20%。

对于每分钟每千克体重消耗的热量，我们对常见的一些运动总结如表4-2：

表4-2 部分常见运动每千克体重每分钟所消耗的能量

运动项目	消耗能量/千卡	运动项目	消耗能量/千卡
快步走（60米/分钟）	0.0534	快步走（70米/分钟）	0.0623
快步走（80米/分钟）	0.0747	快步走（90米/分钟）	0.0906
快步走（100米/分钟）	0.1083	慢跑（速度偏慢）	0.1384
慢跑（速度偏快）	0.1561	自行车（10千米/小时）	0.800
自行车（15千米/小时）	0.1207	上楼梯	0.1349
下楼梯	0.0658	体操（缓和）	0.0552
体操（稍激烈）	0.0906	爵士舞	0.1517
网球练习	0.1437	乒乓球练习	0.1490
羽毛球练习	0.1508	高尔夫	0.0835
游泳（速度偏慢）	0.1614	游泳（速度偏快）	0.3738

我们举个例子来看看：一个60千克的人，限定一天的摄入热量为1600千卡，平常没有运动习惯，如果他选择高尔夫球来进行运动疗法，每天需要锻炼多久？

$1600 \times 10\% \div (0.0835 \times 60) = 31.9$，这样，您就可以得出每天需要进行半小时高尔夫练习的结论。

高血压朋友运动时的"清规戒律"

 问问自己的医生

高血压讲究个性化治疗，高血压的运动疗法同样如此。每个高血压朋友自身的情况不尽相同：血压的高低有别，危险度不同，发生的并发症也千差万别。甲之蜜糖，乙之砒霜，对一个人有利的运动方式，用在另一个人身上，可能反倒会害了他。

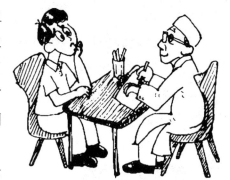

有的高血压朋友，尤其是老年朋友，可能会固执地认为："自己的身体，我自己最清楚"、"比比当年我干的体力活，现在这点运动量算什么？"……于是按照自己的想法随意做运动。这可是万万要不得的。比方说，医生通过检查，发现您的动脉粥样硬化程度很重，或者心功能很差，抑或是眼底病变不容乐观……会交待您避免剧烈运动，这时候，如果您争强好胜的话，运动带来的可能不是健康，而是脑出血、心功能衰竭、眼底出血等不幸。

高血压朋友在选择运动方式时一定要"量体裁衣"，切勿"操之过急"，也不要"不思进取"。那么，谁是这个"量体裁衣"的好裁缝呢？毋容置疑，您的医生一定会给予善意的帮助，建议适合您的运动种类、运动强度、运动时间和运动频度等。

运动中要心平气和

在网络上搜索"打麻将"和"高血压"这两个关键词，在搜出来的条目中发现，在打麻将的过程中血压急剧升高甚至发生中风的案例还真不少。由此受到启发，我得告诉我的读者：在运动中也要保持心平气和。

当然，打麻将压根就算不上运动。但以"获胜"为目的的运动还真不少，比如各种竞技体育、老年人常打的门球等，甚至还有人每次锻炼前给自己设定一个目标，然后不达目标不罢休，在运动过

关爱自己，就是一剂良药 开篇

高血压，不再是雾里看花！ 第一章

高血压朋友的就医路线图 第二章

高血压朋友的饮食生活 第三章

高血压朋友的日常保健 第四章

药物降压，该出手时就出手 第五章

程中自己和自己较劲。

在神经紧绷的状况下进行体育锻炼，难免会使血压维持在高位，也就违背了运动疗法的本意。在运动的过程中，放下自己的好胜心，放松心情，把运动当成休闲，让自己融入大自然，才能吸取运动疗法的养分。

 做好准备运动

许多高血压的朋友都是中老年人，体力渐衰，反应能力也不如年轻的时候。如果在平静状态下突然进入运动状态，比如一下子从岸上跳入冷水里游泳，身体会"猝不及防"，无法适应，血压可能会一下子蹿得老高。

运动前要让身体"预热"一下。对中老年朋友而言，这个过程大约需要10分钟：拍拍手，搓搓腿，做一下伸展运动，灵活僵硬的肌肉，舒缓关节韧带，再做几下深呼吸使身体充满氧气。待一切准备就绪了，再进入运动状态，血压就不容易大幅波动了。

在严冬时，由于外界环境的寒冷，一下子从室内到室外，身体

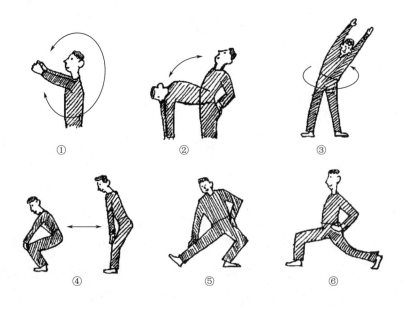

的不适应同样会导致血压波动，因此在出入房间的时候同样需要让身体"预热"。当然，此时如果选择室内活动也是个聪明的决定。

运动后注意补充水分

运动后若出汗较多，一定要及时补充水分，此时血液中的水分不足，血液黏稠度增加，水分不足对肾脏不利，血液黏稠增加凝血风险，对高血压朋友而言，严重时可能会由此引发心肌梗死和脑梗死。

夏天运动时出汗多，再加上气温高，还可能会中暑。

因此，高血压朋友在运动后一定留意补充丢失的水分，可以少量喝点淡盐水，补充丢失的钠离子，但不要一口气喝太多，避免矫枉过正，顾此失彼，导致盐分摄入过多。

改变导致血压升高的生活方式

生活规律，血压稳定

不少读者朋友应该都听过"生物钟"，它是人体内一个无形的"闹钟"，反映了人体从早到晚24小时的循环节律。比如您每天早晨8点起床，12点时吃午饭，久而久之，无需闹钟帮忙，生物钟早晨8点左右就会把您唤醒，每到12点时您就会觉得肚子饿，想吃东西。其实，不光是人的行为，体温、记忆力、工作效率在一天的时间里也会有节律的波动，血压也是如此。通过24小时动态血压测试，我们知道，血压白天偏高，晚上血压会比白天低10%～20%。

其中的原因可能和自主神经的活动相关，自主神经有两套系统——交感神经系统和副交感神经系统，它们和胃肠蠕动、心脏跳

关爱自己，就是一剂良药　开篇

高血压，不再是雾里看花！　第一章

高血压朋友的就医路线图　第二章

高血压朋友的饮食生活　第三章

高血压朋友的日常保健　第四章

药物降压，该出手时就出手　第五章

动一样，自己干自己的，不受我们的意志所控制。白天活动多，交感神经兴奋，血压也较高，夜晚处于休息状态，副交感神经兴奋，血压也跟着回落。如果晚上睡觉时被惊醒，交感神经突然兴奋发出冲动，瞬间血压可能飙升10毫米汞柱以上。

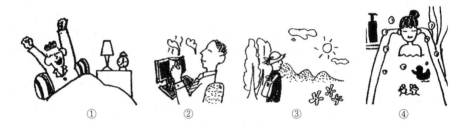

①　　　　　　②　　　　　　③　　　　　　④

有一个比较有意思的现象：大学新生入学体检时血压常常会比平时来得高。究其原因：大学新生长途跋涉，路途中休息不好；换了一个新环境后，有些人会兴奋得睡不着觉；入学时事务较多，比较忙碌。待过了一段时日，再测血压，就会比入学体检时来得低，体现出平时的状态了。

如果一个人日常生活不规律，打乱了交感神经和副交感神经的活动节律，就可能长期处于类似于"大学新生"的状态，良好的血压控制又从何而来呢？

精神压力——高血压的"麻烦制造者"

如今的年轻人不单单享受着物质丰富带来的快乐，同时也承受着由于营养过剩、压力过大造成的身心损害。令人扼腕的是，原本是中老年人"专利"的高血压等慢性病正在偷走年轻人的健康。目前认为，长期的精神应激是引起高血压的重要原因之一，面对压力，人难免会有紧张、抓狂、愤恨等情绪变化，从而不同程度地升高血压。因此，减轻精神压力，保持心态平和，避免不良情绪波动，是每个高血压朋友都要尝试做到的。

生活中压力无处不在，也许可以说，压力本身就是生活的一部分。压力并不是一种情绪，我们可以简单地理解成是人对发生在他周围或在他身上的事物的一种反应。很多现代人都生活在一定的压力之下，考试、升学、出国、求职、买房、购车、人际关系等，都会让人们蒙在一定的压力中。当然，适度的压力可以提升工作的动机、引发正向情绪（如兴奋）、增加成功后的成就感等。但过度压力往往会带来负面影响造成注意力狭窄、思维僵化、产生恐惧与逃避的心理、引起情绪与行为失控、长久压力导致身心疾病等。不同的人对压力的承受能力是不同的，就是同一个人，在不同的时期，由于身心状况的不同，对压力的承受能力也是不同的。

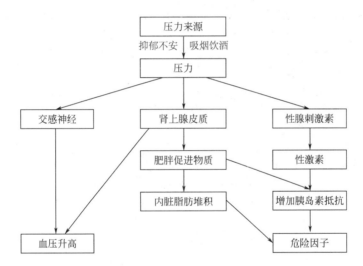

面对生活压力，如何减压？减压的最好办法就是规避压力。如果在一个竞争白热化的工作环境中生活不利于血压控制的话，换一个较为柔和的工作环境可算是彻底扑灭压力的火苗了。

但对大部分人而言，这个做法很不现实，也有失明智，我们还是可以寻求更缓和、合理的方式。比方说，在职场上，好强的您不妨试着把工作分摊或委派以减小工作强度。不要认为自己是唯一能够做好这项工作的人，这样只会增大您的工作强度，加大您的压力。学会调整自己和同事、老板的关系，与同事建立有益的、愉快的合作的关系，与老板建立有效的、支持性的关系，遇到工作上的问题

关爱自己，就是一剂良药　开篇

高血压，不再是雾里看花！　第一章

高血压朋友的就医路线图　第二章

高血压朋友的饮食生活　第三章

高血压朋友的日常保健　第四章

药物降压，该出手时就出手　第五章

学会向朋友、家人倾诉。在工作之余，要给自己一些私人空间，不要总是想着工作，努力在每天都安排一段时间处理自己的事情。除此之外，每天做适量的运动，休息的时候不要光在办公桌上玩游戏、上网，时常出入一下办公室，变换一下环境，也有助于释放压力，放松大脑，恢复精力。

★ 小知识栏：A型性格和B型性格

人的血型有A型、B型、O型和AB型之分，性格也有分类的说法，您听说过吗？

20世纪70年代，美国的一位心血管专家在临床中发现，许多心脏病患者的个性十分相似，通过进一步的研究发现，心脏病的原因与性格有关。他将性格分为A型和B型，心脏病患者中多半有A型性格，调查统计得知，美国白领阶层中A型性格者患心脏病的比例是B型的三倍。

A型性格的人往往是：性格急躁，没有耐心；争强好胜，求胜心切，追求成就，有很强的事业心；动作敏捷；时间观念强；情绪容易波动；对人有戒心。A型性格的人具有竞争性，常处于中度的焦虑状态中。他们不断给自己施加时间压力，总为自己制定最后期限。一些疾病，诸如高血压、冠心病常常会找上他们。

与A型性格相对应的是B型性格。B型性格的人往往：性情随和，不喜欢与人争斗；生活方式悠闲自在，不争名利，对成败得失看得较淡，不太在意成就的大小，对工作生活较容易满足；工作生活从容不迫，有条不紊；时间观念不是特别强。B型性格的人即便处于充满压力的环境中，也常常能与周围的人和事物融洽相处，高血压这一类疾病也不会轻易找上他们。

尽管A型性格对血压的控制不利，但属于A型性格的人大可不必杞人忧天，只要从现在开始，对自己的生活做出一些调整，在日常生活中锻炼自己的忍耐力和适应性，还是可以使自己的血压控制得到改观的。

对香烟说"不"

塞翁失马，焉知非福

得知高血压的诊断后，不少患者朋友感到垂头丧气，觉得自己今后的日常生活"这样做不得，那样做不对，处处受限制"，郁闷之余，有吸烟嗜好的朋友会习惯性地掏出一支香烟，点燃，喷云吐雾……嗯，心情舒畅多了。

打住！请熄灭您手中的香烟！这是我们一定要制止的！得了高血压固然是件憾事，但若能趁这个契机戒除烟瘾，也不失为因祸得福。

其实，吸烟有害健康，地球人都知道——且看那烟盒上就白纸黑字地写得清清楚楚。高血压朋友如果有吸烟习惯，医生一定会尽力劝说您戒烟的。吸烟对于高血压有百害而无一利。

吸烟带来的种种危害

我们在第一章中提到过吸烟对高血压的危害，其实，吸烟的危害远不止于此。

烟草中含有5000多种化学物质，其中有200多种有害物质，60余种物质有致癌性。其中最为臭名昭著的是：焦油、尼古丁和一氧化碳。

焦油是致癌物质的"杰出"代表，它可以引起肺癌和咽喉癌。

尼古丁可以让末梢血管收缩，造成血压升高、心率增快，使心脏和血管"生活在水深火热"之中，能引发种种心血管疾病，其中就有您的高血压。长期吸烟而产生的烟瘾也正是尼古丁这坏家伙捣的鬼，它会让您对香烟欲罢不能。

一氧化碳是一种极易与血液中的血红蛋白结合的物质，它与血红蛋白的结合能力是氧气与血红蛋白的200倍。吸烟后，一氧化碳

关爱自己，就是一剂良药 开篇

高血压，不再是雾里看花！ 第一章

高血压朋友的就医路线图 第二章

高血压朋友的饮食生活 第三章

高血压朋友的日常保健 第四章

药物降压，该出手时就出手 第五章

抢走了氧气在血红蛋白上的"宝座",造成血液中氧气的含量降低。长期大量吸烟,身体会持续处于缺氧状态,最终会导致慢性阻塞性肺疾病的发生。另外,一氧化碳还会增加胆固醇含量,减少对人体有益的高密度脂蛋白含量,也就点燃了代谢综合征的一根导火索。

在尼古丁和一氧化碳的联合摧残下,人的心血管系统会不堪重负,催生动脉粥样硬化的产生。而动脉粥样硬化又会引起冠心病、心肌梗死、脑梗死、动脉闭塞等重大疾患。

近些年,被动吸烟也越来越引起人们的重视。据估计,不吸烟者最后因为心肌梗死而死亡的患者中,约有20%的人是因为长期受到二手烟的"熏陶"。因此,在公共场合,如果有人当着您的面吸烟,请您要果断地对他们大声说出"不!"。

今天,和香烟作最后的诀别吧!

冰冻三尺非一日之寒。长期吸烟的人,由于尼古丁造成的烟瘾,想要一下子戒掉谈何容易。戒烟不能光说不练,还要立即行动起来。其实,世间无难事,只怕有心人,只要您从现在开始行动,想要完全戒烟通常3～4个月就可以成功。怎么做呢?

首先,请您先放下手头的这本书,丢掉所有的香烟、打火机、火柴和烟灰缸。如果您做到了,恭喜您,这是您成功的第一步。但不要高兴得太早,过上一会儿,您可能会难以避免地感到吸烟的冲动,这时请您不妨做深吸气的动作,并想方设法转移自己的注意力,万万压制吸烟的念头。如果您实现了,那么,再次恭喜您!

最初的一周是最艰难的,在这段时间里,您要坚决拒绝香烟的引诱,经常提醒自己,哪怕过一过嘴瘾也足以令戒烟的计划前功尽弃。我们在此也提供一些戒烟技巧,帮助大家熬过"无烟第一周":

(1)两餐之间喝6～8杯水,促使尼古丁排出体外。

(2)每天洗温水浴,忍不住烟瘾时可立即淋浴。

(3)充分休息,生活要有规律。

（4）饭后到户外散步，做深呼吸15～30分钟，杜绝饭后一支烟的想法。

（5）不可喝刺激性饮料，改喝牛奶、新鲜果汁和谷类饮料。

（6）尽量避免吃家禽类食物、油炸食物、糖果和甜点。

（7）吃些B族维生素，稳定神经除掉尼古丁。

（8）用第一周戒烟省下的钱给自己或亲人买一份礼物，犒劳一下自己，安慰一下家人。

过了艰难的第一周，在以后的日子里，您还要注意避免参与往常习惯吸烟的场所或活动，避免到酒吧和参加宴会，避免与烟瘾很重的人在一起。要记住：为了家庭为了自己与他人的健康，坚定意志，排除万难，坚持就是胜利！

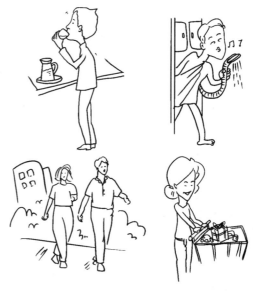

近年来，想要戒烟的人一定听过尼古丁替代疗法。这是一种经济有效的治疗方法，它通过减轻烟瘾，可以使戒烟率提高1.5～2.5倍。有一些大的医院也开展了戒烟门诊，烟瘾大的朋友不妨在医生的帮助下实现戒烟。但是，无论您采用何种手段，戒烟到底还是自己的事，记住：世上无难事，只怕有心人！

 ## 高血压朋友的"保暖生活"

通过24小时动态血压监测，我们可以很清楚地知道，人的血压一天24小时都是有变化的。不仅如此，随着季节变化血压也会变化，夏季的血压偏低，到了冬天就会升高一些。冬季来临之际，我

关爱自己，就是一剂良药　开篇

高血压，不再是雾里看花！　第一章

高血压朋友的就医路线图　第二章

高血压朋友的饮食生活　第三章

高血压朋友的日常保健　第四章

药物降压，该出手时就出手　第五章

们的身体对周围环境的变化做出反应，收缩毛细血管以保暖，减少散热，由此带来的另一个效应就是血压的上升。有些高血压朋友可能会有这样的体会：同样的高血压药，冬天的药量比夏天会大一些。这也是同样道理。

对高血压朋友而言，冬天是必须用心"照顾"血压的季节。除了适量调整用药之外，还有一个注意点：保暖。

保暖并不是说，只要衣服穿得厚实就高枕无忧了。在此，保暖的另一层含义是：避免从温暖的环境一下子进入寒冷的环境。剧烈的温度差会使血压骤然升高，是诱发脑溢血的危险因素。

保暖有很多细节需要注意，比如：

● 在季节转换之际，高血压朋友要多留意天气预报，在出门前穿着合适的衣服，避免被严寒打个措手不及；

● 在严冬洗浴时，先用暖气、电炉或浴室保暖灯等方式让浴室暖和起来，调整好合适的水温，方可脱掉衣物，进入浴室洗澡；

● 晚上睡觉时，把保暖衣物放在伸手可及的地方，以备晚上起夜，掀开被子之时就能披上保暖衣物。

高血压朋友的旅游"小锦囊"

倒回去二三十年，旅游还是有钱、有闲人士的奢侈品，随着经济社会的快速发展，对一般家庭来说，每逢春节、国庆、年假的大好时节，外出旅游已是"家常便饭"。因此，外出旅游期间的血压控制也成了不得不说的话题。

外出旅游必备品

外出旅游，许多人希望带的东西越少越好，一身轻松，在奔波的旅途中会更自由。但对高血压的朋友而言，有一些物品是必不可少的。

其一，药品。大多数的高血压朋友都不会把这天天打交道的

"老朋友"落下的，但我要提醒各位读者的是，除了天天打交道的那几样抗高血压药之外，您的药箱里还要备上一些应急的药品，如硝酸甘油、感冒药，以及在医生指导下开具的短效降压药等。人在旅途，可不比平时在家的规律生活，长期被"压制"的血压会蠢蠢欲动。万一旅行期间出现血压短时间的升高，除了按时服用平时的降压药物之外，医生建议的短效降压药就有备无患了。合并冠心病的高血压朋友，如果在旅途中着急、劳累或激动过后，出现胸闷、胸痛等症状，硝酸甘油就派得上用场了，当然，要是发生这种情况还应该尽早就近就医。

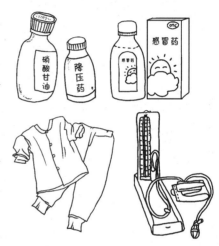

其二，血压计。这个每天为您效劳的"伙计"，您也得带上。不要嫌旅行生活时间短，少测几天血压无所谓。要知道，事非经过不知难，旅途中血压稳定倒还幸运，万一出现大的波动，而待在家中的血压计又"远水解不了近渴"，苦恼之下，您的血压就该更高了。如果觉得平时的血压计过于"笨重"，读者朋友们可以买一个小型的血压计以方便外出携带。

其三，保暖的衣物。血压对于温度的变化也是挺敏感的，如果高血压朋友选择气温较低或昼夜温差较大的旅游目的地，保暖的衣物也是您出行物件中必不可少的一样。

优先考虑自助游

和人员嘈杂、时间安排紧凑的跟团游相比，选择自助游的高血压朋友可以灵活安排旅行路线，自由乘坐交通工具，合理选择食宿。在旅行过程中，不容易因为时间紧张、体力消耗等因素导致血压较大波动，有利于旅行期间的血压控制。

关爱自己，就是一剂良药　开篇

高血压，不再是雾里看花！　第一章

高血压朋友的就医路线图　第二章

高血压朋友的饮食生活　第三章

高血压朋友的日常保健　第四章

药物降压，该出手时就出手　第五章

高血压朋友在计划自助游时，还应该考虑一下旅游目的地的选择。

● 我们建议旅游的地点不宜太远，一来可以避免长途行程的舟车劳顿，二来不会因为地理差别导致气候差异，有利于血压的控制。

● 另外，最好避免海拔过高的旅游地，防止由此带来的缺氧、胸闷、心跳加快等高原反应。

● 至于国际旅游，因为还存在倒时差、饮食习惯、气候变化等诸多因素，若要尝试需做好充分准备，并征求医生的建议。

饮食不放松，心情要放松

旅行途中的饮食要遵照我们第三章中提到的"外出就餐攻略"，避免过多的盐分和油脂摄入，避免烟酒。切莫因为出门在外，就把饮食的戒律抛之脑后。如果一时半会儿找不到看上去能满足高血压饮食要求的餐馆，就餐时不妨向服务员要一杯白开水，将过咸、油腻的食物在水中漂过再入嘴，点菜时多点些绿叶蔬菜。此外，还要留心餐馆的食材是否新鲜。

不少高血压朋友都是A型性格的人，平时就难免着急上火。外出旅行，要是遇到不顺心的事，说不准又一下子火冒三丈。我们旅游的目的是为了放松，心情愉悦才能使血压平稳。原本是高高兴兴的旅游，我们就应该心平气和地去对待旅程中的每一件事情，避免与人争执。要是遇到突发事件，需机智对待，不能硬碰硬，要吃得了眼前亏，压制住冲动，事后再想办法理智处理。

第五章

药物降压，该出手时就出手

- 药物降压何时出手？
- 熟悉手头的"武器"……降压药物的分类和用法
- 针对高血压靶器官损害的治疗手段

药物降压何时出手？

 哪些高血压朋友需要药物治疗？

至此，我已经数不清这是第几次向读者朋友们提到"生活习惯病"这几个字眼了，高血压既然是不良生活习惯所"养出来"的病，治疗的基石必然是改变不良生活习惯——饮食疗法和运动疗法。饮食疗法是重中之重，每个高血压朋友都应该掌握和实践。除非高血压病情严重或者合并并发症，我们推荐大家尽可能做些力所能及的运动。饮食疗法和运动疗法是高血压治疗的根基所在，没有扎实的根基，光用高血压药物堆出来的"治疗大厦"只能是华而不实的危房。

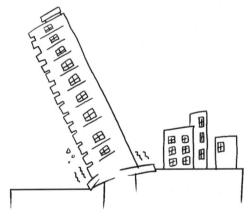

但是，也有不少高血压朋友得病之后，认真吃饭了，用心运动了，血压仍旧居高不下；还有一些高血压朋友就医偏晚，惹上了心脑血管并发症、肾脏损害、糖尿病等狠角色。这时候，尽管我们饮食和运动"这两手"都抓得挺硬，高血压这个敌人还是攻势凶猛，为了守住我们的血压"防线"，就该轮到药物大显身手啦。

一般来说，凡是高血压2级以上（即血压≥160/100毫米汞柱）的朋友，或者从危险分层看属于高危和极高危的患者朋友，我们一开始就会考虑药物的使用。至于高血压1级并且尚未出现靶器官损害的患者朋友，我们可以先让饮食和运动"这两手"发挥作用，观察

3 ～ 6个月，效果不理想再让药物出手相助。

高血压治疗的获益主要来自降低血压本身

2006年第21届国际高血压学会发表的福冈宣言指出：全球死亡人数中约30％死于脑卒中、心脏意外等心血管疾病；其中，62％的卒中病例和49％的心肌梗死病例与高血压都有着莫大的联系。换句话说，心脑血管疾病是人类健康的头号敌人，而半数以上的心脑血管疾病，其幕后黑手正是高血压。鉴于此，积极的降压治疗刻不容缓。

在与高血压的抗争中，医学在摸爬滚打中前进。20世纪30年代，人们对高血压还处于无计可施的无奈境地；40年代，人们开始尝试用药来对付高血压这个敌人，遗憾的是副作用很大，患者很难耐受；到了50年代，噻嗪类利尿药开始用于高血压的治疗，这可谓是抗高血压药物史上一个伟大的革新，人类终于找到一个有效并且副作用小的治疗药物！高血压朋友接受药物治疗的观念也逐步开始形成！此后的半个世纪，各种类型的抗高血压药物诸如钙离子拮抗药、β受体阻滞药、血管紧张素转换酶抑制药等，如雨后春笋般被研发出来，并相继应用于临床。

现代医学讲究循证医学，也就是说，一种药物是否应用合理，医生们是力求有理有据地拿事实说话的。而心血管领域可谓是循证医学证据最为丰富的学科，随着高血压药物的临床应用逐步铺开，各种类型的临床研究也步步深入，许多大规模临床试验和荟萃分析都指明了一点：如果血压达标率能够有效提高，就可避免大量心脑血管事件发生。

我们已经从面对高血压无计可施的年代，步入了拥有众多药物的年代，但面对药店里琳琅满目的抗高血压药物，难免会有些患者朋友疑虑自己服用的药物是否合适，是不是最好的。我在此套用一句很俗的广告：药好不好，别看广告，看疗效。正如高血压"指南"

关爱自己，就是一剂良药　开篇
高血压，不再是雾里看花！　第一章
高血压朋友的就医路线图　第二章
高血压朋友的饮食生活　第三章
高血压朋友的日常保健　第四章
药物降压，该出手时就出手　第五章

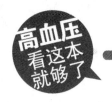
中指出的那样："尽管某些药物可能存在一些降压以外的益处，但这种益处必定远小于降低血压本身所带来的保护作用。抗高血压药物的保护效果，80%～90%来自于其降压作用。"

这正所谓：不管白猫黑猫，只要抓住老鼠就是好猫。您现在手头的降压药物，只要能实现平稳有效的降压，那么恭喜您，在递交高血压治疗的这份答卷中，您至少得到90分了。

降压治疗：您的血压"90分"了没有？

您手头的降压药物是不是"好猫"呢？价格、包装、宣传都不算数，您的血压是唯一的衡量标准。那么，所谓平稳降压，高血压朋友该怎样才能达到"90分"呢？

众多的高血压防治指南早已给出了明确的答案：

● 普通高血压人群血压应降至140/90毫米汞柱以下；

● 糖尿病或伴有肾脏疾病的人群应控制在130/80毫米汞柱以下；

● 肾病蛋白尿小于1克/日者，血压应控制在130/80毫米汞柱以下；

● 肾病蛋白尿高于1克/日者，血压要控制得更严格些，应低于125/75毫米汞柱。

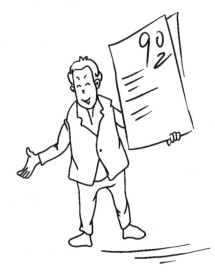

参照这样的标准，您达标了吗？

是药三分毒，这句话同样适用于抗高血压药物，因此，在降压药的使用中，医生们还会遵循一些原则。比如：

● 在添加药物时，医生们往往会从较小的剂量开始，慢慢摸索着逐步增量，以期在获得最佳效果的同时，把副作用控制在最低；

● 在单药使用效果不佳时，医

生会考虑采用两种或两种以上药物联合的方式，合理使用，可使降压效果显著改善而减少不良反应；

● 最好采用一天一次给药并且具有24小时持续降压作用的药物，这样做不仅方便了高血压朋友，提高了治疗依从性，还能保证长时间的血压稳定，更有利于靶器官的保护。

 ## 老年人使用降压药物的特殊性

目前，我国的高血压患者已逾2亿，在这个庞大的"高血压大军"中，老年人估计达60%～70%，这是一个不容忽视的群体，老年人在高血压的治疗方面也存在其特殊性。

老年人和年轻人的高血压发病机制有所区别，随着年岁的增加，步入老年之际，许多人患上了动脉粥样硬化，动脉弹性减弱，血管顺应性下降，高血压也顺势袭来。不少老年人的高血压主要表现为单纯的收缩期高血压，也就是说，收缩压升高，而舒张压基本正常。

有些老年朋友错误地认为：自己的收缩压和舒张压至少还有一个是正常的，还不错嘛！遗憾的是，大错特错了。国内外的研究结果均证实，收缩期高血压和舒张期高血压都会导致心血管并发症，而收缩期高血压所带来的影响要远大于舒张期高血压！并且，单纯的收缩期高血压导致脉压增大，这种压力忽高忽低的血流冲刷着全身血管，对靶器官造成的伤害更加明显。研究表明：脉压每增高10毫米汞柱，充血性心力衰竭发生的风险增高14%。再者，同样由于血管弹性的下降，老年人血压波动的幅度增大，有时老年人从坐位或者卧位站起来的时候，会突发黑矇、头晕，甚至晕倒，发生体位性低血压。

现在还没有哪一种降压药物能够单纯地降低收缩压，服用药物后舒张压难免会跟着下降，有些老年朋友会有这样的担心："我的舒张压本来就不高，吃了药之后变得更低了怎么办？我还需要吃药吗？"

关爱自己，就是一剂良药 开篇

高血压，不再是雾里看花！ 第一章

高血压朋友的就医路线图 第二章

高血压朋友的饮食生活 第三章

高血压朋友的日常保健 第四章

药物降压，该出手时就出手 第五章

这种担心不无道理,过度的降压可能加剧血压的波动和体位性低血压的发生。但是,我们同样不能放任收缩压的"胡作非为"。在现行高血压的防治指南和临床实际操作中,医生们也会对老年人的高血压适当放松标准,单纯收缩期高血压的老年朋友只要把血压降到150/90毫米汞柱以下就算及格了,但如果可以耐受的话,降压目标应与年轻人一样,尽可能降至140/90毫米汞柱以下。

值得注意的是,老年人对血容量丢失和交感神经抑制更加敏感,再加上不少老年人肝肾功能有所减退,医生们在加用降压药物时会选择温和的药物,从小剂量加起,避免血压的突然变动和体位性低血压的发生。

✦ 小知识栏:清晨高血压

不少研究发现,人们在早晨清醒前后血压呈现上升趋势,我们把这种现象称为"血压晨峰",也就是清晨高血压。血压晨峰的产生涉及神经、内分泌系统等诸多方面。高血压朋友,尤其是老年朋友,清醒之后血压陡然上升的现象相当普遍。

清晨血压陡然升高,使冠状动脉紧张度增加,血管收缩,心脏供血显著减少,导致心血管事件的发生和靶器官的损害。大量研究表明,清晨高血压的时段和心血管事件发生的高峰时间相吻合,包括心源性猝死、心绞痛、心肌梗死和缺血性脑卒中等。

清晨高血压的危害性已经逐步被人们所认识,24小时平稳降压也逐步成为广大医生的共识。医生们在开降压药物时,会优先考虑长效降压药。如果使用短效或中效降压药物,医生们会叮嘱高血压朋友按时服药,以便清晨高血压的时刻也能处于我们的控制之中。

 使用药物并非等于进了"保险箱"

有些高血压朋友吃上降压药物之后,自以为进了"保险箱":"反正我的血压处于抗高血压药物的保护下，再坏也坏不到哪去吧？"于是乎，饮食松怠了，人也越发慵懒了，时间一长，甚至连血压计都懒得碰了。

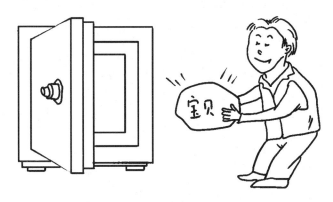

这种想法是极其错误的，对于高血压这种生活习惯病，我已再三强调过改变生活习惯的重要性。这个观点对于已经用上药物的高血压朋友也是一样的，改善生活方式和药物治疗必须双管齐下，才能击溃高血压这个"劲敌"。如果放松了对生活习惯的要求，光是依赖药物，可能会给高血压以抬头的机会。

西方医学的鼻祖，著名的医学之父希波克拉底曾经说过："药物只不过是娱乐医生和病人的工具，直到病人自己治好自己。"这句话有它的片面之处，但在此，我用它来警醒那些过分相信药物作用的高血压朋友们：自己的身体自己来掌握，药物治疗代替不了您自己的行动。

另一方面，服用高血压药物后，除了需要继续监测血压变动外，还需要警惕药物的副作用。比如说，袢利尿药和噻嗪类利尿药会造成低钾发生，保钾利尿药和血管紧张素转化酶抑制药会导致血钾上升，血管紧张素转化酶抑制药还可能导致肌酐水平的波动……这些常见的副作用都需要我们时时关注，定期的监测和随诊能够早期发现问题所在，防微杜渐，切莫等到副作用明显时再悔之晚矣。

关爱自己，就是一剂良药　开篇

高血压，不再是雾里看花！　第一章

高血压朋友的就医路线图　第二章

高血压朋友的饮食生活　第三章

高血压朋友的日常保健　第四章

药物降压，该出手时就出手　第五章

熟悉手头的"武器"：降压药物的分类和用法

"知己知彼，百战不殆"，著名军事家孙子早在两千多年前的战略思想，至今仍影响着我们。当我们向高血压宣战时，摸清"敌人"的底细固然十分重要，但如果不顺带把我们的"武器库"视察一下，应战之前还是会底气不足。接下来，我就带着各位读者朋友们到我们的"武器库"里去溜达一圈吧！

常用口服降压药的分类

对每一位高血压朋友来说，能有效控制血压并可用于长期治疗的降压药物就是好药。只要您用上药，血压平稳地降下来了，您的高血压治疗就获得了90分。至于剩下的10分呢？那就得看看药物选择时，是否全面考虑了高血压朋友的个体化治疗，诸如靶器官有无受累？是否合并糖尿病？有无血脂异常和高尿酸血症？所选择的降压药物与其他药物之间有没有不良相互作用？

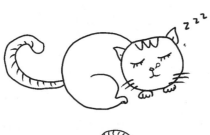

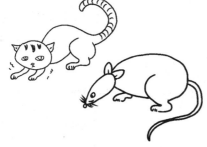

我们生活的年代已不是生活在半个世纪前的人们所能想象的，高血压的药物治疗手段也已经经历了数次革新，并且还不断有新近研发的药品加入到这个"武器库"。目前，用于临床高血压治疗的药物主要有以下几类：降压利尿药、β受体阻滞药、α受体阻滞药、钙离子拮抗药和

血管紧张素转化酶抑制药、血管紧张素 II 受体拮抗药（ACEI/ARb）。下面我们就来一一看个究竟。

降压利尿药

久经"沙场"的降压老前辈

单纯说降血压还是有点抽象，我们不妨来想象一下，如果自来水管中的水压太高，聪明的读者朋友们有什么办法能使它降下来吗？放掉一点水来减压？是的，这是个好主意，水管里的水少了，压力自然就下来了。其实，利尿药降低血压的道理也就是如此地简单而朴素。

利尿药的"家庭成员"不少，读者朋友们耳熟能详的有氢氯噻嗪、呋塞米、螺内酯等（表5-1）。它们各自的特长有所区别，可以分成三个"派系"。

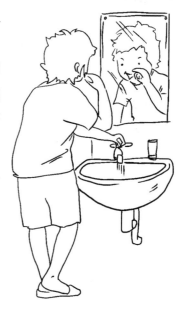

● 氢氯噻嗪属于噻嗪类利尿药，它通过作用于肾皮质集合系统和促进远曲小管前段对钠、氯的排泄来实现利尿和血压调节，对肾功能不全者降压作用不明显；

● 呋塞米属于袢利尿药，它主要作用于袢髓质和皮质段，使钠的重吸收减少，它的"功力"比噻嗪类更胜一筹，对肾功能不全者仍有利尿作用；

● 螺内酯属于保钾利尿药，它通过钠钾交换、与集合管内的醛固酮受体结合，拮抗排钾潴钠功能，从而起到保钾利尿的效果，它同时还有直接对抗醛固酮的作用。与噻嗪类利尿药和袢利尿药这两类排钾利尿药相比，保钾利尿药的特点就是在利尿的同时不会引起血钾的下降。

开篇　关爱自己，就是一剂良药

第一章　高血压，不再是雾里看花！

第二章　高血压朋友的就医路线图

第三章　高血压朋友的饮食生活

第四章　高血压朋友的日常保健

第五章　药物降压，该出手时就出手

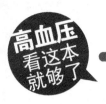

表5-1 常见的利尿药及其常见用法

利尿药类别	药品名称	常见用法
噻嗪类利尿药	氢氯噻嗪	12.5毫克 Qd ~ Bid
	吲达帕胺	1.25 ~ 2.5毫克 Qd
袢利尿药	呋塞米	20 ~ 40毫克 Qd ~ Bid
	布美他尼	0.5 ~ 1毫克 Qd ~ Bid
保钾利尿药	螺内酯	20 ~ 40毫克 Qd
	氨苯蝶啶	50毫克 Qd
	阿米洛利	5 ~ 10毫克 Qd

注：Qd—每日1次；Bid—每日2次。

这些利尿药的作用机制听起来有些复杂，但说白了，利尿药进入人体后目标只有一个：利尿。它们通过各自的特长在肾脏上"略施小计"，增加钠盐和水分的排出，导致血管内水分减少，外周血管阻力下降，从而实现血压的降低。

利尿药家族是一个光荣的家族，它们在人类和高血压的"战争史"中印刻着不可磨灭的功劳。20世纪50年代，噻嗪类利尿药打响了对付高血压"敌军"的第一场"攻坚战"。直至现在，半个多世纪过去了，利尿药家族仍活跃在对抗高血压的"战场"上。2003年欧洲高血压治疗指南提出了降压治疗的"六角形"联合用药配伍（我们会在随后的"联合用药"中进一步说明），明确表明除了α受体阻滞药外，利尿药和β受体阻滞药、钙离子拮抗药、ACEI/ARb这几类药物均有肯定的协同作用。目前市面上销售的很多复方降压制剂中，成分大多含有噻嗪类利尿药。总的来说，利尿药价格便宜，降压温和，效果明确，从我国国情和费用-效益比出发，利尿药可以作为轻中度高血压朋友治疗的一线用药和联合用药的基础。

使用利尿药的注意事项

需要注意的是，利尿药这个老牌降压药也并非万金油。

● 如果高血压朋友不幸同时患有痛风或者高尿酸血症，噻嗪类利尿药就不是"最佳伴侣"了，它可能会使您的高尿酸"雪上加霜"。

● 噻嗪类利尿药同样不适于肌酐清除率小于30毫升/分的患者朋友，此刻用其利尿有点"力不从心"，但可以尝试呋塞米等袢利尿药。

● 另外，如果高血压朋友同时在服用非甾体抗炎药（NSAIDs），利尿药的效果可能因此削弱，这可能与非甾体抗炎药抑制前列腺素合成的作用有关。

无论使用哪一种"派别"的利尿药，由于它们对电解质，尤其是血钾的影响，在用药过程中需要进行监测。如果在利尿药使用的过程中出现血钾的升高或降低，倒不见得高血压朋友就得和利尿药说bye bye了，这完全可以通过补钾或者联合应用排钾利尿药和保钾利尿药的方式来纠正电解质紊乱。

 ## β 受体阻滞药

降低血压保护心脏

自来水管里的水压高了，除了放出点水来减压，还有什么办法吗？有的读者朋友可能会想动动水泵的主意：把水泵的动力调小一些，水压不就跟着下来了吗？的确如此，在我们降压药的"武器库"中，β 受体阻滞药就是这么一种调节"水泵"动力的好工具（表5-2）。

β 受体阻滞药用于心血管疾病的治疗已有近40年的历史，它的发明者James W. Black因为提出 β 受体阻滞药的概念于1988年获得诺贝尔奖。所谓 β 受体阻滞药，顾名思义，这个药物的作用就是阻滞 β 受体。心脏作为血流的"动力泵"，身

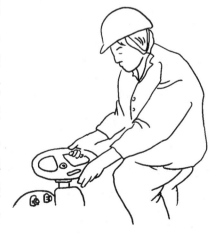

开篇
关爱自己，就是一剂良药

第一章
高血压，不再是雾里看花！

第二章
高血压朋友的就医路线图

第三章
高血压朋友的饮食生活

第四章
高血压朋友的日常保健

第五章
药物降压，该出手时就出手

上就分布着许许多多开启这个动力泵的"钥匙"——β受体。当我们用β受体阻滞药把这些"钥匙"关上时，心肌收缩力下降，心率减慢，心输出量也就减少了，体现在血压上，就实现了血压的降低。

β受体阻滞药是一种保护心脏的好药，是冠心病2级预防中的得力干将。循证医学证据表明，β受体阻滞药能够改善心肌重塑，适用于心绞痛、心肌梗死和慢性心功能不全的患者朋友。在应用β受体阻滞药时，如果取其降压作用，十分适用于心率偏快的中青年高血压朋友或者合并心脏靶器官受损的朋友。由于循证医学证据的缺乏，对于不存在任何并发症的高血压朋友，β受体阻滞药并不作为优先选择的降压药物。

表5-2　常见β受体阻滞药及其常见用法

β受体阻滞药	药品名称	常见用法
非选择性β受体阻滞药	普萘洛尔	10～20毫克Bid～Tid
	索他洛尔	20～80毫克Bid～Tid
选择性β受体阻滞药	美托洛尔（倍他乐克）	25～50毫克Bid
	阿替洛尔	12.5～25毫克Qd～Bid
	比索洛尔	2.5～10毫克Qd～Bid
兼具α受体阻滞作用的	卡维地洛	12.5～25毫克Bid
β受体阻滞药	拉贝洛尔	100毫克Bid～Tid
	奈必洛尔	2.5～5毫克Qd

注：Qd—每日1次；Bid—每日2次；Tid—每日3次。

使用β受体阻滞药的注意事项

● 由于降低心率是β受体阻滞药的专长，对于那些心跳本来就特别慢或者存在Ⅱ度、Ⅲ度房室传导阻滞的患者朋友不宜使用。

● β受体阻滞药的心脏保护作用是其长期作用的结果，短期内能看到的效果只是心脏收缩力的下降，如果患者朋友发生急性心功能不全，不管三七二十一地加用β受体阻滞药反而会是"落井下石"。

● 由于β受体不仅分布于心脏，支气管上也存在β受体，如果在哮喘或慢性阻塞性肺疾病的患者朋友中使用非选择性的β受体阻滞药，可能会导致呼吸道病情的加重。

● 还值得注意的是，某些β受体阻滞药会增加胰岛素抵抗，影响代谢，长期使用甚至有导致糖尿病发病率增加的报道，这并不是说糖尿病朋友就和β受体阻滞药绝缘了，但在使用过程中多留一份心眼还是有必要的。

● 此外，β受体阻滞药会影响胚胎发育，妊娠和哺乳期的妇女应慎用。

α 受体阻滞药

降低血压调代谢

我们还是从自来水管里的水压说起，除了放点水，调低水泵动力，还有什么办法把水压降下来吗？爱动脑筋的读者朋友们一定想得到：换一根粗一点的自来水管，水压不就降下来了吗？

当然，我们没办法把身体里的血管挨个换一遍，但要让紧张收缩的外周血管放松些，还是可以做到的。刚才我们提到了β受体，作为希腊文字的第二个字母，前面还有个α，既然有β受体，就存在α受体。α受体主要分布在人体的外周血管，神经末梢释放儿茶酚氨，作用在α受体时，就会造成血管收缩，引起血压升高。如果我们把外周血管上的α受体阻断了，收缩的血管就会放松，血压也就下来了。

与β受体阻滞药类似，α受体阻滞药也有非选择性和选择性制药，酚妥拉明属于非选择性α受体阻滞药，它同时作用于 α_1 受体和

关爱自己，就是一剂良药 开篇

高血压，不再是雾里看花！ 第一章

高血压朋友的就医路线图 第二章

高血压朋友的饮食生活 第三章

高血压朋友的日常保健 第四章

药物降压，该出手时就出手 第五章

α_2受体，除了降压作用外，还会导致心跳加速。非选择性α受体阻滞药很少用于平时的高血压治疗，但如果遇到嗜铬细胞瘤引起的继发性高血压，它就该华丽登场，大显身手了。

临床上比较常用的是选择性α_1受体阻滞药（表5-3），诸如哌唑嗪、多沙唑嗪、特拉唑嗪。这类药物的"眼中"只有α_1受体，很少引起心跳加快的反应。哌唑嗪是短效制剂，一天需要多次服药。多沙唑嗪和特拉唑嗪是近几年开发的降压药新秀，它们起效平稳，很少发生首剂效应和体位性低血压。

表5-3　常见的α受体阻滞药及其常见用法

α受体阻滞药	药品名称	常见用法
非选择性α受体阻滞药	酚妥拉明	片剂很少用于高血压治疗，静脉制剂可用于嗜铬细胞瘤的治疗
	酚苄明	用于嗜铬细胞瘤的治疗和术前准备
选择性α受体阻滞药	哌唑嗪	0.5～2毫克 Tid
	多沙唑嗪	2～4毫克 Qd
	特拉唑嗪	1～5毫克 Qd

注：Qd—每日1次；Tid—每日3次。

α受体阻滞药很少作为一线降压药物单独使用，但我们可以在某些高血压朋友的联合用药中看到它的身影。

● α受体阻滞药最大的优点是它会对糖、脂代谢带来有益的影响，它能够提高胰岛素敏感性，降低总胆固醇、低密度脂蛋白和甘油三酯，增加对人体有益的高密度脂蛋白，适用于糖尿病和高脂血症的患者朋友。

● 另外，α受体阻滞药能够缓解前列腺增生，用于前列腺肥大的老年男性高血压朋友是个一箭双雕的聪明做法。

使用α受体阻滞药的注意事项

测血压的标准体位是坐姿，但在医生给患者开α受体阻滞药前，一些细心的医生会让高血压朋友站立起来测一下血压，并在第一次使用时尤其谨慎，常嘱咐患者朋友减量使用或睡前服用。因为 α 受体阻滞药在首次使用后可能出现严重的低血压，导致眩晕、心悸甚至晕厥，这种现象在老牌 α 受体阻滞药如哌唑嗪的使用中比较常见，我们称之为"首剂效应"。新一代 α 受体阻滞药在这方面已经有很大改观。水钠潴留是长期单独使用 α 受体阻滞药的另一种常见不良反应，会大大削弱降血压的效果。正因为这两种"先天不足"，α 受体阻滞药很少单独应用于高血压的治疗，但如果和 β 受体阻滞药或利尿药联合使用却是不错的选择。

钙离子拮抗药

双管齐下，稳住血压

让紧张收缩的外周血管放松，可不单单是 α 受体阻滞药的"独门秘技"，钙离子拮抗药同样可以做到。把心脏"动力泵"的功率调小些，也不是 β 受体阻滞药的"看家本领"，钙离子拮抗药也是做得有模有样。钙离子拮抗药又叫钙通道阻滞药，它对人体的钙离子通道"情有独钟"，当它作用于外周血管壁的钙离子通道时，血管壁的平滑肌无法正常收缩，"紧绷的"血管松弛了，外周血管阻力降低，血压也就下降了；当它作用于心脏的钙离子通道时，心率减慢，心脏收缩功

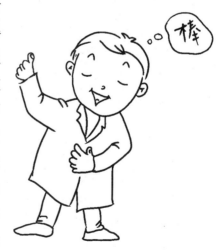

能下降，心输出量减少，同样可以让血压降下来。钙离子拮抗药一种药干"两份活"，"当仁不让"地对付着高血压。

根据药物分子结构和钙通道作用位点的不同，钙离子拮抗药分

关爱自己，就是一剂良药 开篇

高血压，不再是雾里看花！ 第一章

高血压朋友的就医路线图 第二章

高血压朋友的饮食生活 第三章

高血压朋友的日常保健 第四章

药物降压，该出手时就出手 第五章

为二氢吡啶类和非二氢吡啶类两种（表5-4）。常见的硝苯地平、氨氯地平就是二氢吡啶类的"当家花旦"；非二氢吡啶类中，高血压朋友耳熟能详的有维拉帕米和地尔硫革。根据药物作用时间的长短，又可分为长效制剂和短效制剂。从机制上说，长效制剂有两种，一种像氨氯地平，它之所以长效是因为药物本身的半衰期长；另一种像硝苯地平缓释片，由于制药工艺上的改进，药片被制成了缓释剂型。前者无论是掰开了还是磨碎了，效力依旧持久，而后者一旦片剂结构破坏，长效制剂就"一秒钟"变短效。

表5-4　常见钙离子拮抗药及其常见用法

钙离子拮抗药	药品名称	常见用法
二氢吡啶类	氨氯地平	2.5～10毫克 Qd
	硝苯地平	5～20毫克 Tid
	硝苯地平控释片	30～60毫克 Qd
	尼卡地平	40毫克 Bid
	尼群地平	10～30毫克 Bid
	非洛地平缓释片	5～10毫克 Qd
	拉西地平	4～6毫克 Qd
	乐卡地平	10～20毫克 Qd
非二氢吡啶类	维拉帕米缓释剂	240毫克 Qd
	地尔硫革缓释剂	90～180毫克 Qd

注：Qd—每日1次；Bid—每日2次；Tid—每日3次。

由于钙离子拮抗药"双管齐下"的作用机制，它起效迅速，降压幅度相对较强，剂量越大，疗效也越明显，并且疗效的个体化差异较小，长期使用效果满意，不良反应小。自20世纪80年代以来，钙离子拮抗药就成为临床广泛应用的抗高血压药物，多年以来，一直是我国市场处方量第一的降压药。

使用钙离子拮抗药的注意事项

钙离子拮抗药能够如此广泛地在临床上铺开使用，除了它"能干"之外，还由于它的安全性。相对其他种类的降压药，钙离子拮抗药的不良反应较少。但尺有所短寸有所长，在钙离子拮抗药的使用过程中还是有一些值得注意的地方。

由于和 α 受体阻滞药有扩张血管的类似"功力"，老年高血压朋友在使用钙离子拮抗药时也要留神有无体位性低血压的发生，但实际上，相比于 α 受体阻滞药，这种现象在使用钙离子拮抗药后较少发生。

● 非二氢吡啶类钙离子拮抗药在减慢心率和降低心肌收缩力方面的能力较强，不适合用于心功能不全、严重窦性心动过缓或房室传导阻滞的患者朋友，也不适合与 β 受体阻滞药联合应用。而二氢吡啶类药物对心脏的抑制作用较弱，使用时就不至于如此畏手畏脚。

● 在使用钙离子拮抗药时，由于药物的扩血管作用，高血压朋友有时会出现头痛、颜面潮红、多尿、踝部和双下肢水肿等现象，在服用短效药物的早期尤为明显，但随着用药时间的延长，症状常常会减轻或消失。

血管紧张素转化酶抑制药和血管紧张素 II 受体拮抗药

打蛇打七寸

血管紧张素转化酶抑制药（ACEI）和血管紧张素 II 受体拮抗药（ARb）是我们抗高血压"武器库"里的后起之秀。这个大家庭中最早的成员卡托普利诞生于20世纪80年代，它的问世标志着一代心血管疾病治疗的风向标，随后的二三十年，这个大家庭的成员迅速增加，迄今为止，ACEI和ARb类的药物合起来已有不下30种（表5-5）。

血管紧张素转化酶抑制药和血管紧张素 II 受体拮抗药，这两个拗口的中文名字让人听起来云里雾里，不明就里。如果从基础的生理学知识说起，没等我说完，估计不少读者朋友就要忍不住翻页了。所以，我干脆不解释它们的机制，读者朋友们只要记住：血管紧张

开篇 关爱自己，就是一剂良药

第一章 高血压，不再是雾里看花！

第二章 高血压朋友的就医路线图

第三章 高血压朋友的饮食生活

第四章 高血压朋友的日常保健

第五章 药物降压，该出手时就出手

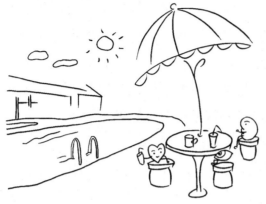

素Ⅱ是个"坏家伙",它会使全身小动脉收缩导致血压升高,还会促进醛固酮的分泌,而醛固酮作用于肾小管,通过保钠、潴水作用引起全身血容量增加,加剧血压的升高。我们之前讲述的几种降压药都是"见招拆招"的"硬汉子",而ACEI和ARb却有着"打蛇打七寸"的巧劲:既然血管紧张素Ⅱ"罪孽深重",我们就让它消失吧。于是,ACEI钳制住了血管紧张素"变身"为血管紧张素Ⅱ的关键点,ARb阻挡了受体和血管紧张素Ⅱ相结合,让"变身"后的血管紧张素Ⅱ无计可施。其结果就是:血管紧张素Ⅱ没办法来祸害我们的血压了。

表5-5　常见的ACEI/ARb及其常见用法

ACEI/ARb	药品名称	常见用法
血管紧张素转化酶抑制药	卡托普利	12.5 ~ 25毫克Bid ~ Tid
	依那普利	5 ~ 20毫克Bid
	贝那普利	10 ~ 20毫克Qd ~ Bid
	雷米普利	2.5 ~ 10毫克Qd
	福辛普利	10 ~ 20毫克Qd
	培哚普利	4 ~ 8毫克Qd
	西拉普利	2.5 ~ 5毫克Qd
血管紧张素Ⅱ受体拮抗药	氯沙坦	50 ~ 100毫克Qd
	缬沙坦	80 ~ 160毫克Qd
	替米沙坦	40 ~ 80毫克Qd
	厄贝沙坦	150 ~ 300毫克Qd
	坎地沙坦	8 ~ 16毫克Qd
	奥美沙坦	20 ~ 40毫克Qd

注：Qd—每日1次；Bid—每日2次；Tid—每日3次。

一种好的降压药物除了能够有效降低和控制血压，还应该具备延缓或逆转高血压导致的靶器官损害，全面降低心脑血管疾病和肾脏疾病的发病率和病死率。ACEI和ARb就是这样的好药，它们能够全面阻断心血管事件链，改善胰岛素抵抗，减少蛋白尿，让靶器官全方位置于保护伞下，适用于肥胖、糖尿病、心脏受损和存在蛋白尿的高血压朋友。大量循证医学证据支持了ACEI和ARb作为一线抗高血压药物的优越性，尤其是在降低心血管总体事件的发生方面。目前已有的临床试验证据表明，ACEI或ARb和长效二氢吡啶类钙离子拮抗药联合的方案，很可能是高血压治疗的最佳选择。

使用ACEI/ARb的注意事项

说完了ACEI/ARb的好处多多，我们再来数落它们的不足之处吧。

• 有些高血压朋友和ACEI无缘，服用完ACEI后咳嗽连天，那是因为体内的缓激肽增加的缘故，不要紧，大部分人换成ARb服用就烦恼不再了。

• 血管神经性水肿是一个十分少见但危险的副作用，其特点是唇、舌、嘴、咽部、鼻和脸部其他部位水肿，通常在用药1个月内发生，但也有在用药后几年才发生。发生这种副作用的高血压朋友无福消受ACEI/ARb，一旦发现，必须立即停药。

• 由于ACEI/ARb减少醛固酮的作用，会导致血钾升高，这种效应在肾功能不全时尤为明显，因此在使用过程中需要密切监测或联合使用排钾利尿药。

• ACEI/ARb作用于肾脏，会造成肾脏相对缺血，部分高血压朋友会出现一过性的肌酐水平升高，如果上升幅度不超过30％，我们不妨对此睁一眼闭一眼，后期或许可以逐步降至基线水平。但如果患者朋友原本的肾功能水平很差（肌酐大于3毫克/分升），使用ACEI/ARb就不再合适了，如果存在双肾动脉狭窄，使用此类药物时也得慎之又慎。

关爱自己，就是一剂良药 开篇

高血压，不再是雾里看花！ 第一章

高血压朋友的就医路线图 第二章

高血压朋友的饮食生活 第三章

高血压朋友的日常保健 第四章

药物降压，该出手时就出手 第五章

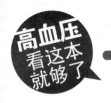

● 此外，ACEI/ARb会引起畸胎，禁用于妊娠妇女。

 高血压的联合用药

通过上面各种常见药物的介绍，我们已经把对抗高血压的"武器库"好好视察了一番，是不是对打赢这场保护血压的"攻坚战"更加有信心了呢？

在这场"攻坚战"中，您是战场上的"总司令"：您不仅要照顾好自己的饮食，动员自己的身体做适度运动，控制自己的脾气，改掉自己的不良嗜好，还要拿起"武器"亲自迎战。您的医生是这场"攻坚战"中的"总参谋长"：他/她为您部署战略规划，出谋划策，帮您挑选得心应手的"武器"，让您在"战场"上挥洒自如，凯旋而归。

也许大家注意到，这位有经验的"总参谋长"在为大多数高血压朋友挑选"武器"时，往往不止一种。尽管我们"武器库"中的成员，个个都是对抗高血压的好手，但面对强大的"敌手"，孤身上阵时，常常只能减弱敌方攻势，却不能使其彻底败下阵来。

研究发现，单一的药物使用，一般只能使收缩压下降10毫米汞柱、舒张压下降5毫米汞柱，即便对中轻度高血压朋友而言，血压的控制率也仅有40%～60%。有些药物，如钙离子拮抗药，尽管在加大剂量后疗效也随之增强，但伴随而来的不良反应也随之增加。而如果我们能让"武器库"里的成员"强强联合"，合理应用不同机制的降压药物，就能收获到"1+1＞2"的效果，而更加可喜的是，副作用并不会因此增加。有时候，由于药物之间的作用，反而抵消了彼此的不良反应。例如，"利尿药＋β受体阻滞药"就是这样的"黄金搭档"，β受体阻滞药可以钝化利尿药诱导的高肾素血症，而利尿药可以消除β受体阻滞药带来的水钠潴留。这样的药物组合有点类似中国传统方剂所讲究的"君、臣、佐、使"的味道，联合用药时充分考虑药物间的相互作用，增效的同时消除不良反应。

事实上，对于2级和3级的高血压朋友，或者血压离控制目标超过20/10毫米汞柱时，医生们在初始药物选择时就会考虑联合用药，尽可能在短时间内将高血压"斩落马下"，让它的"罪恶双手"远离靶器官。

在2003年欧洲高血压指南中首次提出高血压药物的"六角形配伍"（图5-1），经过循证医学证实，不少高血压的药物组合是安全有效的。

（1）利尿药＋β受体阻滞药；

（2）利尿药＋ACEI/ARb；

（3）二氢吡啶类钙离子拮抗药＋β受体阻滞药；

（4）钙离子拮抗药＋ACEI/ARb；

（5）钙离子拮抗药＋利尿药；

（6）α受体阻滞药＋β受体阻滞药。

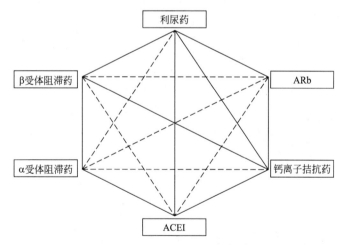

图5-1　2003年欧洲高血压指南中提出的高血压药物六角形配伍图

这些组合在"六角形配伍"中都是实线相连，而其他一些组合如α受体阻滞药＋利尿药或钙离子拮抗药或ARb，只能说是可能有效，但尚未形成共识，在图中用虚线相连。看完这张图，估计有些读者朋友会忍不住拿出手头的降压药端详个仔细，看看是不是属于

关爱自己，就是一剂良药　开篇

高血压，不再是雾里看花！　第一章

高血压朋友的就医路线图　第二章

高血压朋友的饮食生活　第三章

高血压朋友的日常保健　第四章

药物降压，该出手时就出手　第五章

实线相连的那些"优化配置"，如果的确如此，那么恭喜您，您手头的"武器"是经历了循证医学考证的；若非如此，也不必紧张，要记住"降压才是硬道理"，只要手头的药物能控制血压，就是好药，而且这样的配伍也许是医生深思熟虑的精心安排，有机会等下次随诊时不妨询问一下医生吧。

为了稳定控制血压，联合用药对很多高血压朋友而言，实属必要。但由此带来的服药依从性又成了一个现实的问题：有的朋友觉得一天需要服用的药片数量过多或次数频繁，在经意和不经意之间，可能漏服药物或不能长期坚持。为了解决这样的问题，有些医药公司将2种或2种以上具有协同功效的降压药选择合适的剂量组合成一片药物，大大改善了高血压朋友的服药依从性，让控制血压变得更加轻松有效（表5-6）。

表5-6 常见的复方降压药及其常见用法

复方降压药	常见成分	常见用法
复代文	缬沙坦80mg+氢氯噻嗪12.5mg	1片 Qd
海捷亚	氯沙坦钾50mg+氢氯噻嗪12.5mg	1片 Qd
安博诺	厄贝沙坦150/300mg+氢氯噻嗪12.5mg	1片 Qd
复傲坦	奥美沙坦20mg+氢氯噻嗪12.5mg	1片 Qd
缬沙坦/氨氯地平片	缬沙坦80mg+氨氯地平5mg	1片 Qd
北京降压0号	利血平100μg+二肼苯达嗪12.5mg+氢氯噻嗪12.5mg	1片 Qd

注：Qd—每日1次；mg—毫克；μg—微克。

针对高血压靶器官损害的治疗手段

 稳定的血压控制是最好的预防

高血压的可怕之处在于它的魔爪会伸向全身大大小小的血管，

这些血管的损害，造成了高血压的靶器官受损。其中最为常见的就是动脉粥样硬化、心脑血管意外、肾脏病变以及视网膜病变。

高血压治疗的目标就是通过血压的控制，预防、延缓甚至逆转这些靶器官的损害。要不想惹上这些可怕的靶器官受损，平稳的血压控制是最好的预防手段。对于那些不幸已经出现靶器官受损的朋友，控制血压仍是治疗的第一步，防微杜渐是关键，切莫让自己的靶器官持续置于高血压的"火力攻击"下。

和高血压的战争不仅是场"攻坚战"，还是一场"持久战"。在这场战争中，每隔一段时间，你都要上医院见一下您的"总参谋长"——医生。让他/她评估一下您这段时间的"战争成果"，看看血压是不是控制稳定了，有没有靶器官受损的苗头了……并为您下一步的"战略方案"做些调整。

 ## 控制血糖、血脂

由于同样是不良生活习惯惹的祸，高血压、糖尿病和高脂血症常常会"狼狈为奸"地出现在同一个患者朋友身上。惹上了高血压，就好比全身的血管置于"高压水枪"下；惹上了糖尿病，就好比全身大大小小的血管浸泡在糖水中；而高脂血症进一步雪上加霜，造成血管硬化和粥样斑块形成。在这多重打击之下，靶器官的处境就更加危险了。

如果高血压朋友同时惹上了糖尿病和/或高脂血症，其治疗的根本仍是一样的：改变不良的生活习惯，调整饮食，适度运动。通过生活习惯的改善，摧毁高血压、高血糖和高血脂的滋生环境。

糖尿病、高脂血症的饮食生活和高血压饮食治疗有共通之处，糖尿病更强调饮食热量的控制，高脂血症更强调脂肪摄入的调整。这三者的运动方式也类似，都提倡适度的有氧运动。

光靠改变生活方式不能控制血糖和血脂时，我们会寻求药物的

开篇 关爱自己，就是一剂良药

第一章 高血压，不再是雾里看花！

第二章 高血压朋友的就医路线图

第三章 高血压朋友的饮食生活

第四章 高血压朋友的日常保健

第五章 药物降压，该出手时就出手

帮助。糖尿病的药物治疗包括口服降糖药和胰岛素，患者朋友可在医生的指导下选择合适的治疗方案。三甲基戊二酰辅酶A（HMG-CoA）还原酶抑制剂是最常用于临床的降脂药。它能够降低甘油三酯、胆固醇以及危害人体的低密度脂蛋白，还有助于提升对人体有利的高密度脂蛋白的含量。其他常用的降脂药物包括贝特类和烟酸等。患者朋友同样应在医生指导下开始药物治疗和制定降脂目标。

合并动脉粥样硬化怎么办？

　　动脉粥样硬化常常累及大型及中型的弹力型动脉，以主动脉、冠状动脉及脑动脉为多见，受到病变侵蚀的血管通常失去弹性，容易发生管腔闭塞或管壁破裂出血等严重后果。本病和年龄的增长关系密切，多见于40岁以上的男性和绝经期后的女性。而高血压的存在，往往会使动脉粥样硬化来得更早更猛烈。

　　从医疗角度出发，要想使粥样硬化的血管"返老还童"，重新变得光洁如初，是一件极其困难的事。以现代的药物水平，能实现的也就是控制粥样硬化的病情，使之不再发展。对高血压朋友而言，治疗的重中之重依然是平稳的血压控制，当然，也要对高血压的那些"损友"——糖尿病和高脂血症多留个心眼。

✳ 自我检测：动脉粥样硬化的促进因素

标记	促进因素	具体内容
☐	年龄增长	男性大于45岁 女性大于55岁
☐	血糖控制不佳	空腹血糖大于7毫摩尔/升 糖化血红蛋白值大于6.5%
☐	吸烟	和具体频数无关

标记	促进因素	具体内容
□	肥胖或超重	BMI 大于 25
□	高胆固醇血症	总胆固醇在 220 毫克/分升以上 低密度脂蛋白（LDL）在 140 毫克/分升以上
□	高密度脂蛋白含量低	高密度脂蛋白（HDL）在 40 毫克/分升以下
□	高血压	收缩压大于 140 毫米汞柱 舒张压大于 90 毫米汞柱
□	有动脉粥样硬化家族史	直系亲属发生过脑梗死、心肌梗死、冠心病等
□	平日不运动	久坐工作，无运动习惯
□	压力大，持续疲劳	工作、学习、生活的负担中

注：所有的项目中只要沾上一样就有发生动脉粥样硬化的危险。符合项目越多，发生病变的危险性也就越高。

高血压造成了心脏损害怎么办？

长期高血压的影响，心脏负担增大，在"逆境"中心脏逼迫着自己"强壮"起来，于是便形成了左心室肥厚。高血压作为动脉粥样硬化的促进因素，同样会造成冠状动脉的粥样硬化。冠状动脉走行于心脏表面，为心脏提供氧气和营养，使人体的动力系统——心脏保持活力。如果冠状动脉发生粥样硬化，心脏供氧不足，就可能引起冠心病、心肌梗死等缺血性心脏病。

左心室肥厚是心脏"迫不得已"时做出的改变，它总有一个代偿的界限，如果听之任之，迟早会发展到心力衰竭。要想阻断左心室肥厚的进展，最好的方式依旧是把血压控制在理想范围内，让心脏不再受到"压迫"。有些抗高血压药物如ACEI/ARb、β受体阻滞药，具有改善心肌重塑的作用，有助于防止左心室肥厚的进展。

如果患上了冠心病，一定要在医生指导下进行2级预防，防止进一步的心血管事件发生。心脏是人体的重要器官，如果发生心肌梗

关爱自己，就是一剂良药　开篇

高血压，不再是雾里看花！　第一章

高血压朋友的就医路线图　第二章

高血压朋友的饮食生活　第三章

高血压朋友的日常保健　第四章

药物降压，该出手时就出手　第五章

死，需要立刻急诊治疗。方案有溶栓术和介入治疗两种。溶栓术指的是使用药物让堵塞在冠状动脉内的血栓溶解，恢复血运，防止心肌的坏死。介入治疗指的是经外周动脉输送导丝探查冠状动脉狭窄的部分，并使用支架撑开狭窄部分，实现血管再通。

如果冠状动脉狭窄的部分太长，病变的血管太多，难以通过介入手段治疗时，就需要寻求外科手术的帮助，采用一种叫做"搭桥"的方式，选取人体其他部位的小血管，绕过狭窄的冠状动脉，创造出其他通路，以提供心脏血运。

高血压造成了脑血管损害怎么办？

高血压造成的脑血管病变有多种。最典型的就是脑组织之间的血管以及与脑组织相连的血管发生了动脉粥样硬化，诱使脑梗死的发生。如果脑血管动脉粥样硬化的程度不均，会导致脑动脉瘤的形成，是脑出血的定时炸弹。

脑梗死多在安静休息时发病，有的患者朋友一觉醒来，发现口眼歪斜，半身不遂，流口水，吃东西掉饭粒，举不动筷子，这就是发生了脑梗死，常使人猝不及防。治疗不及时，还会留下后遗症。而脑出血起病多较急骤，多由于血压的突然升高导致，常在短时间内达到发病高峰，会出现头痛、眩晕、呕吐、意识障碍、偏瘫、失语等不同症状。

脑梗死和脑出血的死亡率和致残率较高，脑血管意外是危害高血压朋友生命的第一大敌人。防治脑血管意外，最应该做到的还是积极治疗高血压，注意劳逸结合，不能过度劳累，尽量控制自己的情绪，切忌愤怒、激动。一旦发生脑血管意外，应在第一时间到医院救治，通过药物或其他手段，尽可能减小脑血管意外对颅脑功能的损害，渡过急性期后，通过功能锻炼和营养神经治疗，逐步恢复机体功能。康复训练过程通常艰苦而漫长（一般1～3年，甚至终生），需要信心、耐心、恒心，在康复医生指导下，循序渐进、持之以恒。在这段时间内，必要的心理疏导也是值得重视的。

 ## 高血压造成了肾脏损害怎么办？

任劳任怨的肾脏同样饱受着高血压所带来的"痛苦"，久而久之，会造成肾功能的损害，进而影响到全身的方方面面。

高血压肾脏损害的防治重点仍然是控制高血压本身，并且血压的控制要求更为严格：伴有肾脏损害或者24小时尿蛋白大于1克的高血压朋友，建议血压应控制在125/75毫米汞柱以下。这有助于延缓肾功能的损害。另一方面，由于蛋白尿水平和肾脏损害的进展密切相关，降低蛋白尿的治疗措施同样越来越受到了人们的关注。ACEI/ARb同时具备了控制血压和降低蛋白尿的疗效，出于保护肾功能的目的，常常是高血压造成肾脏损害时的优先选择。值得注意的是，由于ACEI/ARb会造成肌酐清除率的下降，在严重肾功能不全（肌酐大于3毫克/分升）时，不适合使用。

对于轻中度肾功能不全的朋友，更应该加强生活习惯的改变。严格控制钠盐摄入，减轻体重，戒烟，控制血脂、血糖。此外，在医生指导下开展低蛋白饮食也是减少蛋白尿和防止肾功能的进一步损害的关键。

如果放任高血压不管，肾脏损害发展到最后阶段，就会进入终末期肾病，也就是说，肾脏提前宣告"告老还乡"，不再履行自己的"义务"了。肾脏是维持人体内环境的"清洁工"，能够清除体内的废物和毒素。随着肾脏功能的进行性丧失，人体内的毒素也会越积越多，影响全身脏器的功能。

对于终末期肾病的患者朋友，药物已无计可施，医生会推荐采用人工透析的方案，使用人工装置定期地把有害物质从血液中滤出。

关爱自己，就是一剂良药　开篇

高血压，不再是雾里看花！　第一章

高血压朋友的就医路线图　第二章

高血压朋友的饮食生活　第三章

高血压朋友的日常保健　第四章

药物降压，该出手时就出手　第五章

 高血压造成了视网膜病变怎么办?

无风不起浪。没有高血压也就不会有高血压的视网膜病变。因此,要想阻止视网膜病变的进展,就要想办法切断"源头",血压的良好控制是一个大前提。另外,糖尿病也是病情进展的一个"帮凶",如果高血压朋友同时合并糖尿病,积极控制血糖,也有利于减缓病情的进展。

眼底的血管细小脆弱,当血压明显升高时,由于眼底的血管屏障受损,浆液性物质渗出致视网膜水肿,有形成分渗出产生出血、渗出。严重时会影响视力,甚至失明。视网膜病变是慢性进行性高血压恶化或急性进行性高血压的重要标志。在早期,如果及时治疗,去除病因,让血压稳定控制,眼底病变可逐渐消退。而到了晚期,眼底动脉可呈"银丝状"或完全闭塞呈"白线样",视网膜由于缺血导致视盘和/或视网膜新生血管形成,病变就难以逆转了。

值得注意的是,当血压急剧升高导致视物模糊时,应在医生的指导下把血压平稳地降下来,如果一个劲地下猛药,引发血压的急剧下降,反倒可能因末梢循环的供血不足导致视网膜病变的加重。